의료 부정 서적에
살해당하지 않기 위한
48가지 진실

"IROU-HITEI-BON" NI KOROSARENAI TAMENO
48 NO SHINJITSU by Kazuhiro Nagao

Copyright © 2013 Kazuhiro Nagao. This Korean language edition is published by arrangement with FUSOSHA Publishing Inc., Tokyo in care of Tuttle-Mori Agency Inc., Tokyo through BC Agency, Seoul

이 책의 한국어판 저작권은 BC Agency를 통한
저작권자와의 독점 계약으로 북&월드에게 있습니다. 저작권법에 의해
한국 안에서 보호를 받는 저작물이므로 무단 전재와 복사를 금합니다.

의료 부정 서적에 살해당하지 않기 위한 48가지 진실

초판 1쇄 인쇄 / 2014년 1월 15일
초판 1쇄 발행 / 2014년 1월 20일

지은이 / 나가오 가즈히로
펴낸이 / 김정환
펴낸곳 / 북&월드

등록 / 2000년 11월 23일 제10-2073
주소 / 경기도 양평군 용문면 덕촌길 211번길 129-11
전화 / (02) 326-1013
팩스 / (031) 771-9087
이메일 / gochr@hanmail.net

ISBN 978-89-90370-97-6 13510

책 값은 뒷표지에 표기되어 있습니다.
파본은 구입하신 서점에서 교환해 드립니다.

의료 부정 서적에 살해당하지 않기 위한 48가지 진실

나가오 가즈히로 지음 | 김정환 옮김

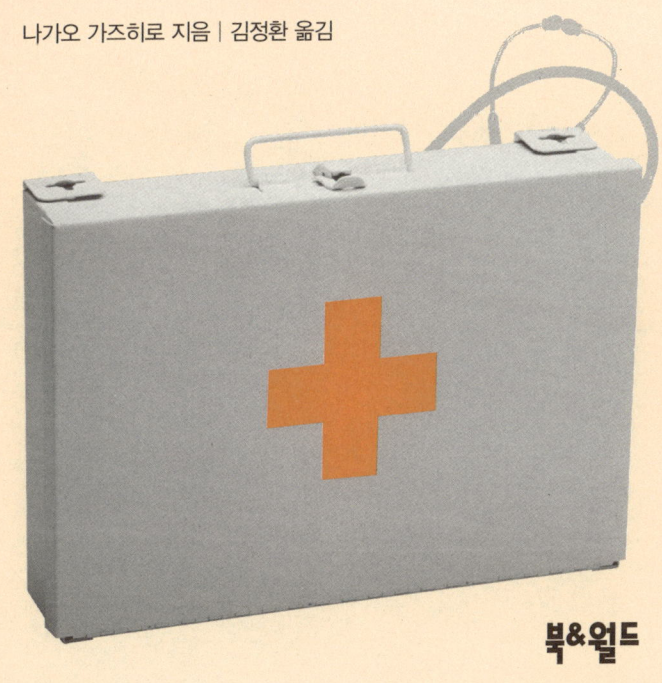

북&월드

추천사

우연한 기회에 내과 의사 나가오 가즈히로 씨가 쓴 글을 읽게 되었다. 추천사를 부탁받고서 망설였지만 원고를 읽고나서 흔쾌히 그러겠노라고 한 것은 나도 이러한 견해에 찬성하기 때문에 널리 읽히는 게 좋겠다는 생각에서다.

글의 대부분은 의료의 진실을 왜곡하는 경향에 대해 하나하나 반박하면서, 만성 질환이나 암과 싸우는 사람에게 나름대로의 지침을 가질 것을 권하는 데 할애하고 있다. 그 중에서도 몇 년 전부터 국내에도 알려진 일본의 곤도 마코토 씨의 현대 의학이나 암 치료에 대해 부정적 견해를 담은 글에 대한 반론은 웬만한 지식이나 자신감이 없으면 힘들었을 부분인데, 나가오 씨는 과감히 글로 옮기고 있다.

이 책의 많은 부분은 암 치료에 대한 부정적인 견해들에 대해 자신의 경험과 이론을 통해 올바른 판단을 할 것을 권장하는 쪽으로 집중되어 있다. 그만큼 암이란 우리 모두가 공포스럽게 생각하는 분야이기 때문이다.

곤도 마코토 씨 같은 주장을 하는 책들은 국내외를 통해 얼마든지 접할 수 있다. 일일이 나열할 수는 없지만 대체로 '암과 싸우지 마라', '암 치료가 오히려 사람을 죽인다', '자연 요법이 현대 의학보다 낫다' 등의 내용이다. 평소에 보완 대체 의학이나 자연 요법 등에 관심이 많았고, 실제 임상적으로 나름대로 사용하고 있기도 한 나로서는 현대 의학을 부정하는 내용을 담은 그러한 책들에 호의적인 편이다(호의적인 것이지 동의하는 것은 아니다). 이는 의학의 비인간적인 치료 경향이나 보완 대체 의학이나 민간에서 발달해온 나름대로의 치료법 등을 인정하지 않는 현대 의학의 태도에 나 또한 상심하기 때문이다.

그러나 평균 수명의 연장, 감염병의 감소, 영유아 사상률의 감소 등을 이끌어온 현대 의학의 경이로운 발전까지도 모조리 무시하는 글에 대해서는 결코 동의하지 않는다. 현대 의학을 적절히 활용하면서 자연 요법이든, 보완 대체 의학이든 보조로 선택하는 것이 오히려 환자나 가족에게 유리하다고 본다. 그렇다면 사람들은 현대 의학을 완전히 부정하거나 그것에 맹종하는 게 아니라 적절히 '중용'을 취할 줄 아는 지혜를 얻게 될 것이다. 저자의 바람도 그것이다.

항암 치료의 가장 기본인 정통적인 의학을 따르되 본인

의 적절한 판단대로 완화 의학을 병용하게 한다든지, 항암 치료를 하느냐 마느냐와 그 힘든 치료를 언제 그만두느냐를 적절하게 선택하게 해주는 세심한 배려는 아픈 환자의 처지에서 바라보는 가슴 따뜻한 의사의 마음을 느낄 수가 있다. 의사만의 시각이라면 무조건 몇 회의 항암 치료를 받으라고 윽박질렀을 것이나, 저자는 올바른 의학적 치료 속에서 환자의 선택을 중요시한다.

그러기에 나가오 씨의 저서는 의료인들이나 암 치료 전문인뿐만 아니라 암 환자 및 그 가족에게 의료를 바라보는 시각을 제공하면서, 동시에 암 치료에 대한 기본 안내서로 쓰일 수 있다고 본다. 현대 의학의 한계와 부정적인 부분은 누구나 알고 있다. 하지만 그것은 인류 발전과 함께 이루어진 과학의 역사이기도 하기에 부정할 게 아니라 인간이 순방향으로 유리하게 이용할 줄 알아야 한다. 앞으로도 이와 같은 시각으로 씌어진 글들이 많이 나와서 선택의 문제에서 혼란스러워하거나 잘못된 지침 때문에 더한 고통을 받게 되는 사람들이 없기를 바라며 저자의 노작을 독자들에게 적극 권하는 바이다. 이 책은 이제 시작이다.

2013년 12월, 고병수

머리말

요즘 시중에는 의사가 쓴 '의료 부정 서적'이 선풍적인 인기를 끌고 있다. 의사가 직접 의료의 문제점과 무력함을 꼬집었다는 점에서 매우 신선하게 들린다. 또 지금까지 거의 이야기하지 않았던 부분을 언급했다는 점에서 가치 있는 책이라고 할 수 있다. 이런 책들이 지지를 받는다는 것은 그만큼 의료에 대한 국민들의 불신과 불만이 뿌리 깊다는 의미라고 생각한다.

그러나 책을 읽고서 '여기 적힌 내용이 정말 사실일까?'라는 의문이 드는 독자도 많지 않을까?

의료 부정 서적에 적혀 있는 내용은 이런 것들이다.

- 암의 조기 발견·조기 치료는 없다.
- 조기 발견·조기 치료로 나은 암은 애초에 암이 아

니다.
- 암 수술의 대부분은 의미가 없다.
- 항암 치료는 암을 치료하지도, 생명을 연장해주지도 못한다.
- 암의 고통은 대부분 치료가 원인이다.
- 암은 치료하지 말고 그대로 내버려두는 편이 가장 좋다.
- 혈당치도 혈압도 콜레스테롤 수치도 높은 편이 좋다.

어떤가? 참신한 주장에 '어?' 하고 놀라지 않았는가?

위의 주장에는 진실을 말하는 부분도 일부 있지만, 명백히 진실과는 다른 부분도 많다. 많은 의사가 이 사실을 알면서도 굳이 반론을 펴고 있지 않지만, 나는 환자 여러분에게 올바른 진실을 알리고 싶다. 평소에 내가 진찰하는 환자들에게서 그런 책들의 '부작용'이라 할 수 있는 폐해가 실제로 나타나고 있기 때문이다.

치료를 거부하는 환자들

얼마 전에도 위 내시경 검사로 조기 암을 발견한 환자

가 있었다. 수술로 암을 절제하면 완치를 장담할 수 있을 정도로 초기 단계였다. 그런데 그 환자는 "책을 봤는데, 수술하지 않는 편이 좋다고 적혀 있어서……"라며 수술을 거부했다. 아직 50대의 남성이 말이다.

또 대장 암 수술 뒤에 암 세포가 간에 전이된 것이 발견되어 항암 치료를 시작한 40대 환자가 의료 부정 서적을 읽고 오더니 표준 치료를 포기하고서 1회에 100만 엔이나 드는 면역 치료를 받기 시작한 사례도 있다. 기껏 주치의가 '그 사람에게 최선'이라고 생각하고 실시해온 치료의 흐름을 중단하는 것이 무슨 의미가 있는지……. 그 환자는 내 병원을 찾아와 "저의 선택을 어떻게 생각하십니까?"라며 세컨드 오피니언(자신을 치료하고 있는 의사가 아닌 다른 의사에게 조언을 구하는 것―옮긴이)을 구했다. 나는 "지금 당장 주치의에게 돌아가 치료를 재개하는 편이 좋다고 생각합니다"라고 말했다. 사실 그것밖에 할 말이 없었다.

생활 습관병의 경우도 마찬가지다. 혈압이 250mmHg나 되고 현기증까지 나타나면서 "혈압을 낮추면 안 된다는 내용을 책에서 읽었습니다"라며 혈압 강하제를 거부하는 사람. 콜레스테롤 수치가 비정상적으로 높고 경동맥 초음파 검사 결과 명백히 혈관이 막힌 상태, 즉 동맥 경화가 진행된 상태임에도 불구하고 약을 거부하는 사람. 헤모글로빈 A1c라는 혈당 상태를 나타내는 수치가 12%를 넘었는데(5.6% 미만을 정상으로 판단한다) 약을 거부하는 사람…….

망설이는 환자를 만들어내고 있다

이런 사람들은 병을 치료할 기회를 스스로 걷어차고 있는 것이다. 물론 나이나 진행 상태에 따라 치료하지 않는다는 선택지를 택하는 경우도 있다. 종말기인 고령자의 연명 치료는 나도 반대하는 쪽이다. 그러나 아직 젊고(평균 수명을 생각하면 60대, 70대에게도 아직 남은 시간이 충분하다) 치료할 가능성이 있는데 잘못된 정보를 믿고서 치료를 거부하는 환자를 보면 불쌍하다는 생각밖에 들지 않는다.

게다가 환자가 그 선택에 만족하는 것도 아니다. 내 병원을 찾아온다는 것 자체가 불안하다는 증거가 아닌가. 이렇듯 잘못된 정보 때문에 망설이는 환자가 많이 생기고 있다. 하지만 그 책 때문에 환자의 운명이 바뀌거나 금방 갈 수 있는 길을 멀리 돌아가게 되어도 저자가 책임을 지는 일은 절대 없다.

또 매일 진지하게 환자를 진찰하는 현장의 의사들에게도 주름살이 생기고 있다. 안 그래도 진료 시간은 한정되어 있어서 전하고 싶은 말이 산더미처럼 많은데, 환자가 책으로 얻은 정보를 들이밀면 그것을 설명하는 데 소중한 시간을 써야 한다. 참으로 안타까운 일이라고 생각한다.

암은 동네 의사로부터 시작해 동네 의사로 끝난다

나는 환자가 좀 더 현명해지기를 바란다. 오늘날에는 의료에 관해 다양한 정보가 범람하고 있다. 그러나 의사가 환자를 신찰하면서 그런 정보에 대해 일일이 대답해주기는 매우 어렵다. 그러므로 환자 자신이 스스로 생각해보고서 판단해야 한다.

요즈음 주목받고 있는 '의료 부정 서적'은 주장의 대부분이 너무나 극단적이다. 이는 절대 모두에게 해당하는 이야기가 아니다. 오히려 해당되지 않는 사람이 더 많을 것이다. 그런 탓에 책의 '부작용'이라고도 할 수 있는 악영향이 크게 나타나고 있다. 그래서 나는 제대로 된 정보를 전해서 환자 여러분의 올바른 판단을 돕고자 이 책을 출판하기로 결정했다.

내가 전문의 수련 과정의 11년 동안 경험을 쌓고 효고兵庫 현 아마가사키尼崎 시에 병원을 개업한 지도 올해로 19년이 되었다. 지금까지 나는 전문의 수련 과정의로서 500명, 동네 의사로서 700명의 환자를 간병해왔다. 그렇기에 이 책에는 분야를 가리지 않고 수많은 환자를 실제로 진찰한 의사만이 쓸 수 있는 내용이 담겨 있다.

흔히 동네 의사라고 하면 감기나 생활 습관병 등만 치료해봤을 거라고 생각할지도 모르겠다. 그러나 일상적인 진찰을 하다가 암을 조기 발견하는 경우도 많다. 또 나는 대학 병원 등에서 항암 치료를 받고 있는 사람을 돕거나 항암 치료 뒤의 재택 요양을 지원하면서 다양한 암을 봐왔다. '암이라는 병은 사실 동네 의사로부터 시작해 동네 의사로 끝난다'고 해도 과언이 아니라고 생각한다. 또 수련의 시절에는 위 암이나 대장 암을 내시경으로 제거하고 항암 치료에 관여했다.

외과의라면 외과 수술 부분, 종양 내과의라면 항암 치료 부분 등 많은 의사가 환자의 투병 생활 중 극히 일부밖에 보지 못한다. 그러나 나는 동네 의사로서 그 과정을 처음부터 끝까지 지켜본다. 결말을 알기에 선택이 옳았는지 틀렸는지를 되돌아볼 수 있다. 또 전문의 수련 과정의와 동네 의사라는 두 가지 경험을 통해 투병 과정 전체를 지켜봤기에 알게 된 것도 많다.

그리고 또 한 가지. 대학 병원이나 암 전문 병원 등 피라미드형 세계에 있으면 하고 싶은 말이 있어도 하지 못할 때가 많다. 반면 나는 그런 속박이 없어서 이상하면 이상하다고 솔직하게 말할 수 있다.

나는 여러분이 암은 물론, 다른 병에도 현명하게 대처하기 바란다. '암에 걸리면 이렇게 해야 한다'는 어떤 만능 해답은 없다. 연령과 병의 상태, 그 사람의 생각에 따라 답은 달라지게 마련이다.

그러므로 여러분 스스로 현명해져야 한다.

이 책이 현명해지고 싶은 여러분에게 조금이라도 도움이 된다면 무척 기쁠 것이다.

나가오 가즈히로

차례

추천사 … 4
머리말 … 7

제1장 알아두어야 할 일본 의료의 기초 지식

진실 1 일본의 의료 시스템은 의심할 여지없이 세계 최고 … 19
진실 2 부족한 것은 '전문의'가 아니라 '1차 의료 전문의'다 … 23
진실 3 '약 선호・검사 선호'는 국민성의 방증 … 27
진실 4 좋은 의사 찾기는 결혼 상대를 찾는 것과 같다 … 31
진실 5 '만인에게 좋은 병원・의사'는 없다 … 35
진실 6 고혈압・고콜레스테롤의 기준이 느슨한 것은 고령자뿐 … 39

제2장 검진을 받을 것인가, 받지 않을 것인가

진실 7 '암'과 '유사 암'의 중간 영역이 있다 … 45
진실 8 두 명 중 한 명이 암에 걸리고, 세 명 중 한 명이 암으로 죽는다 … 49
진실 9 암 검진을 받을 권리, 받지 않을 권리 … 53
진실 10 집단에는 이익이 없더라도 개인에게는 이익이 있다 … 57
진실 11 가장 편한 방법은 '겸사겸사 검진받는' 것 … 61
진실 12 예방 의료는 개인의 생활 방식의 문제 … 33

제3장 환자여, 더욱 현명해지자

진실 13 '조기 발견'은 역시 행운! … *71*
진실 14 '유사 암 이론'은 결과론일 뿐이다 … *75*
진실 15 암은 치료를 하든 안 하든 아플 때는 아프다 … *79*
진실 16 암의 기준은 당연히 나라에 따라 다르다 … *83*
진실 17 '방치'가 아니라 '감시'하는 암도 있다 … *87*
진실 18 '암과 싸울 것인가 싸우지 않을 것인가?'에서
       '어떻게 암과 함께 살아갈 것인가?'로 … *91*
진실 19 지향해야 할 것은 승률을 높이는 '상대법' … *95*
진실 20 첫회 치료가 운명을 결정한다 … *99*
진실 21 '암 줄기 세포 요법'의 시대로 … *103*
진실 22 암 환자가 반드시 암으로 죽는 것은 아니다 … *107*
진실 23 방사선 치료라는 선택지도 있다 … *111*
진실 24 '면역 요법'은 미지의 치료법 … *115*
진실 25 '문지기'가 배신할 때도 있다 … *119*

제4장 항암제의 진실

진실 26 독으로 독을 제압한다 … *125*
진실 27 가까운 미래에 '분자 표적약'이 주역이 될 것이다 … *129*
진실 28 항암제가 잘 듣는 암과 잘 듣지 않는 암이 있다 … *133*
진실 29 완화 의료는 항암 치료의 기본 … *137*
진실 30 '맞춤형'이라고 해도 예측은 예측 … *141*
진실 31 종양 표지자에 일희일비하지 말자 … *145*
진실 32 항암 치료, 망설여지면 쉬어도 된다 … *149*
진실 33 '한다·하지 않는다'보다 중요한 '언제 그만둘 것인가?' … *153*

제5장 오늘부터 할 수 있는 생활 개선

진실 34 생활 습관병은 노화 현상이 아니다 ··· *159*
진실 35 생활 습관병이 있으면 치매나 암에 걸릴 위험성이 높아진다 ··· *163*
진실 36 '기름진 음식 선호'는 역시 위험—지방 의존증은
　　　　당뇨병과 암을 유발한다 ··· *167*
진실 37 적당한 음주, 적당한 자극이 장수로 이어진다 ··· *171*
진실 38 현대인은 '공복'의 시간대가 없다
　　　　—주말 단식, 간이 단식의 권장 ··· *175*
진실 39 물은 적당량만 마시면 된다 ··· *179*
진실 40 '편하게 죽는 기술' 같은 것은 없다 ··· *183*

제6장 '평온한 삶'을 살다가는 비결

진실 41 '여명'은 최후의 순간까지 알 수 없다 ··· *189*
사실 42 '말기'의 정의보다 대화가 중요하다 ··· *193*
진실 43 '마지막 순간은 내 집에서'는 자신이 결정할 일 ··· *197*
진실 44 혼자 살아도, 고령자 부부도, 치매 부부도 상관없다 ··· *201*
진실 45 모든 의료는 연명 치료다 ··· *205*
진실 46 생명의 유언 '리빙 윌' ··· *209*
진실 47 '평온한 죽음'이란 '기다리는' 것 ··· *213*
진실 48 죽음은 남의 일이 아니라 바로 여러분의 곁에 있다 ··· *217*

후기 ··· *221*

1장

알아두어야 할 일본 의료의 기초 지식

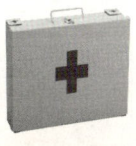

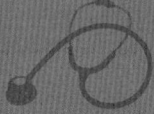

50년 전에 도입한 의료 보험 제도로 인해 최소 비용으로 최고 의료의 질을 보장받고 있다. 이게 TPP 협정 체결로 인해 위협받고 있다.
모두에게 좋은 병원·의사란 없는 것이다. 고로 미리 자신과 호흡이 잘 맞는 의사를 찾아야 한다.

진실 1

일본의 의료 시스템은 의심할 여지없이 세계 최고

전 국민 의료 보험 제도를 세계 유산으로

"일본의 의료는 뒤떨어져 있다"고 말하는 사람이 있다. 아마도 TV나 잡지에서 소개하는 서양의 의료와 비교했을 때 그렇다는 발언일 것이다. 이들은 근거로 미국에는 유전 상담사(유전 질환에 대한 정보를 제공하고 조언을 해주는 사람—옮긴이)가 있다든가, 영적 간호Spiritual Care라는 전문직이 있다는 등의 이야기를 한다. 그런데 일본의 의료는 정말 뒤떨어져 있을까?

결론부터 말하면, 일본의 의료 시스템은 명백히 세계 최고다. 일본에는 국민 모두가 의료 보험에 가입하는 '전 국민 의료 보험 제도'가 있기 때문이다. 의료비와 약제비도 전국 통일 가격이다. 의료 보험증 한 장만 가지고 있으면 누구든 언제 어디서나 수준 높은 보험 의료 서비스를 받을 수 있다.

전 국민 의료 보험 제도가 생긴 해가 1961년이니 벌써 50년 이상의 역사를 자랑하는 데다 이 제도가 있는 나라도 거의 없다. 국제적으로 보면 세계 문화 유산으로 등록해도 되지 않느냐는 말이 나올 만큼 우수한 제도다. 그럼에도 이 사실을 모르는 국민이 많아서 무척 안타깝다.

외국에서 살아본 경험이 있는 사람이라면 일본의 의료 시스템이 얼마나 훌륭한지 실감했을 것이다. 의료의 질도 높고 도심과 지방, 심지어 낙도에서도 표준화된 의료 서비스를 받을 수 있다. 사용하는 약도 거의 똑같다. 멀리 떨어진 낙도라고 해서 10년 전의 가이드 라인에 따라 치료하는 일은 기본적으로 없다.

모두가 부러워하는 이 의료 시스템을 반드시 국민의 힘으로 지켜나가야 할 것이다.

최소한의 투자로 세계 최고의 장수국

현재 일본의 의료비는 연간 약 37조 엔이다. 이 가운데 정부가 투자한 금액은 9.7조 엔에 불과하다. 3/4이 국민의 보험료와 회사 부담이며, 나머지 1/4이 정부의 투자액이다. 국내 총생산GDP에 대한 의료비의 비율은 7.81%로, 34개 OECD 가맹국 가운데 최저 수준이다. 요컨대 정부가 의료에 최소한의 투자밖에 하지 않음에도 불구하고 세계 최고 장수국이라는 최고의 성과를 발휘하고 있다는 말이다. 이것은 전 국민 의료 보험 제도라는 세계 최고의 제도를 50년 이상 유지해온 결과다. 그야말로 기적이라고밖에 표현할 길이 없다.

그런데 초고령 사회에 돌입하면서 일본의 의료도 재정 위기에 직면했다. 게다가 '환태평양 경제 동반자 협정TPP'이라는 거대한 파도도 밀려오고 있다. 나는 TPP 참여로 일본의 전 국민 의료 보험 제도가 조만간 붕괴되지 않을까 우려하고 있다. TPP의 목적 중 하나가 바로 의료 시장이기 때문이다. 그러나 TPP에 참여하는 것은 이미 기정사실이라 선택의 여지가 없다. 이제 남은 것은 일본 국민이 전 국민 의료 보험 제도를 지키려고 노력하느냐 하지 않느냐다.

일본의 의료 시스템은 의심할 여지없이 세계 최고다. 나는 국민들이 이 사실을 깨닫고서 그 잇점을 활용하면서 최대한 효율적으로 의료 서비스를 받았으면 한다. 단, 이를 위해서는 환자가 좀 더 현명해져야 한다. 그래야 전 세계 사람들이 부러워하는 전 국민 의료 보험 제도를 유지할 수 있다.

진실 **2**

부족한 것은 '전문의'가 아니라 '1차 의료 전문의'다

일본의 의사는 뉴욕의 의사보다 10배 더 일한다

"3시간을 기다려서 3분 진료." 이것은 일본의 의료를 비웃는 의미로 자주 사용되는 표현이며, 환자가 불만스럽게 여기는 사항 중의 하나다. 도대체 어쩌다 이렇게 되었을까? 이유는 간단하다. 일본의 의사는 하루에 진료해야 하는 환자의 수가 매우 많기 때문이다. 일본의 기적적인 의료 시스템은 의사의 과로 덕분에 성립되었다고 해도 과언이 아니다. 일본의 의사는 세계 평균에 비해 몇 배 혹은 10

배 더 일하고 있다. 뉴욕에서 그만큼 일하면 급여를 10배는 더 받을 수 있을 것이다. 흔히 의사를 고소득 직종으로 생각하는 경향이 있는데, 노동량과 구속 시간을 생각하면 결코 높은 수준이 아니다. 아니, 국제적인 시각에서 보면 일본의 의사가 받는 급여는 매우 낮은 수준이다.

그렇다면 '3시간 기다려서 3분 진료'를 해결할 방법은 무엇일까? 첫째는 환자가 필요할 때 필요한 진료를 받는 것이다. 요컨대 감기 같은 가벼운 병일 때는 종합 병원에 가지 않는 편이 좋다. 의사는 진료를 받으러 온 환자를 돌려보내지 못하므로 경증 환자까지 종합 병원에 가면 당연히 진료 시간이 짧아질 수밖에 없다.

'1차 의료 전문의'를 더 높게 평가해야 한다

또 하나의 문제는 '전문의'와 '1차 의료 전문의'의 균형이다. 최근 의사가 부족하다는 말이 있는데, 전문의는 거의 부족하지 않다. 문제는 진료과의 편중 현상이다. 환자의 생사와 관련이 적은 안과나 피부과는 인기가 많은 반면에 리스크가 큰 외과나 산부인과, 소아과는 인기가 없다.

그리고 무엇보다 큰 문제는 '제너럴리스트', 즉 진료과나 질환에 상관없이 폭넓게 진찰하는 1차 의료 전문의가 부족하다는 점이다. 여러 연구 결과로 봐도 국민 의료 수요의 80~90%는 1차 의료 전문의가 해결할 수 있다. 또 의료비의 60%가 고령자의 의료에 사용되고 있다는 점도 주목할만하다. 고령자는 복수의 병을 앓는 경우가 많은데, 각 병마다 다른 전문의에게 가서 진료를 받기보다는 종합의 한 명에게 진찰받는 편이 더 효율적이고 적확한 진료를 받을 수 있다. 그런데 의사나 국민이나 전문의 선호 심리는 뿌리 깊은 반면, '제너럴프랙티셔너General Practitioner'에 대한 평가는 낮다. 이런 상황에서는 아무리 의사를 늘려도 부족할 수밖에 없다.

내과의 경우도 소화기 내과, 순환기 내과, 신경 내과, 호흡기 내과, 혈액 내과 등으로 계속 분화되고, 나아가 소화기 내과도 위와 장, 췌장 등으로 세분화되고 있다. 외과도 마찬가지여서 무릎, 허리, 어깨, 팔꿈치 등으로 전문 분야가 분화되고 심지어 무릎은 왼쪽 무릎과 오른쪽 무릎으로……라는 건 농담이지만, 그만큼 세분화가 진행되고 있다. 의료가 고도화되면 전문 분야의 분화가 진행되어 좁은 범위밖에 진찰하지 못하는 의사만 늘어난다. 대학 병원의 교수로 있는 한 친구 안과의에게 각막에 관해 물어봤더니

"난 포도막 전문이라 각막은 잘 몰라"라는 대답이 돌아왔다. 그만큼 전문 분야의 분화가 진행되고 있다는 말이다.

분명히 전문의도 필요하다. 그러나 수많은 고령자가 호소하는 증상은 대개 "배가 아프다", "잠이 안 온다", "허리가 아프다" 등이다. 이런 증상을 전문의가 진찰하려면 한도 끝도 없다. 따라서 앞으로는 지금보다 1차 의료 전문의가 더 많이 필요하다.

동시에 전문성과 종합성을 양립시키는 것이 중요하다. 나도 동네 의사로서 다양한 질병을 종합적으로 진료하고 있는데 소화기병, 소화기 내시경, 내과, 재택의 등의 전문의 자격을 가지고 있다.

문제는 의사의 절대 수가 아니라 전문의와 1차 의료 전문의 균형이다. 그리고 국민들도 1차 의료 전문의를 지금보다 더 높이 평가해야 한다. 가벼운 증상일 때는 1차 의료 전문의, 즉 동네의 주치의를 찾아가자. 전문의·종합 병원 선호 사상을 재고하는 것이 '3시간 기다려서 3분 진료'를 개선하는 지름길이다.

진실 3

'약 선호 · 검사 선호'는 국민성의 방증

약은 '제로'가 최선이며, 차선은 '한 가지'다

고령이 되면 병과 함께 약의 가짓수도 늘어나는 경향이 있다. 전문의가 진료를 하면 대개 한 가지 병에 대해 3~4종류의 약을 처방한다. 가령 여러분이 다섯 가지 병을 앓고 있어서 의료 기관 다섯 군데를 찾아가면 '3×5' 또는 '4×5' 종류, 즉 15종류에서 20종류의 약을 처방받을 것이다. 의사, 특히 내과의 중에는 약을 많이 처방해야 제대로 일했다고 느끼는 난감한 사람도 있는 것이 사실이다.

하지만 고령자의 경우에 약의 가짓수가 늘어날수록 쓰러질 가능성이 높아진다는 사실이 밝혀졌다. 원래 약의 수는 '제로'가 최선이다. 특히 생활 습관병은 '첫째가 식사, 둘째가 운동, 셋째가 약'이므로 약에 의지하지 말고 '양생養生'을 좀 더 중요시해야 한다. 도저히 약을 제로로 줄일 수 없다면 하다못해 한 종류부터 시작해야 한다. 나는 '보험 적용은 세 종류까지'라고 정하는 편이 좋지 않을까 하는 생각도 한다.

다만 각 의학회의 가이드 라인을 보면 한 가지 병에 대해 복수의 치료약을 추천한다. 그래서 가이드 라인에 따라 치료하려 하면 아무래도 약을 여러 종류 처방하게 된다. 게다가 복수의 의료 기관을 다니면 각각의 진료과에서 '가이드 라인에 따라' 처방을 하기 때문에 한 사람에게 상당한 수의 약이 처방된다. 전부 의료 보험이 적용된 약들이니, 이런 식으로 가면 도대체 재정이 버텨낼 수 있을지 걱정이다. 이것이 세분화된 의료의 폐해다.

의사뿐만 아니라 환자에게도 문제가 있다. '약을 받지 않으면 병원에 간 의미가 없어'라는 듯이 약을 요구하는 환자가 많다. 이것은 링거도 마찬가지다. 가령 자택이나 요양 보호 시설에서 사는 고령자가 갑자기 식욕을 잃었을 때,

"내일까지 상태를 지켜봅시다"라고 전하면 시설의 직원도, 고령자의 가족도 대부분 "아무런 조치도 안 취하십니까?", "링거도 안 놓아주시나요?"라고 물어본다.

이렇게 약과 링거를 좋아하는 국민은 전 세계를 뒤져도 거의 없을 것이다.

'CT교'에서 'MRI교'로

일본인은 약뿐만 아니라 검사도 참 좋아한다. 특히 CT와 MRI는 인구당 장비 수가 세계 최고 수준이며, 의료 기관도 안이하게 사용하는 경향이 있다. 가령 인구 100만 명당 CT 장비의 수를 보면, OECD 가맹국의 평균이 약 24대인 데 비해 일본은 약 97대다. 의사도 수익 때문이 아니라 'CT 장비도 있으니까 만일을 위해……'라는 심리가 발동하기 쉽다.

한편 환자 중에도 'CT교', 최근에는 'MRI교'에 빠진 사람이 적지 않다. 일본인은 기계에 무지한 탓인지 '큰 기계일수록 우수하다'라고 생각하는 경향이 있다. CT나 MRI로 검사하기만 했는데 "병이 나았어!"라고 말하는 사람도 있다(웃음). 실제로는 초음파 검사가 더 나은 경우도 많지만,

시각적인 효과가 빈약해서인지 "초음파 검사 결과, 이상이 발견되지 않았습니다"라고 말하면 "CT 검사는 안 하시나요?"라고 묻는다. 게다가 CT 검사에서도 이상이 안 발견되면 "MRI 검사도 해보지 않으면 알 수 없는 거 아닙니까?"라고 말한다. 그래서 "그러면 MRI 검사도 받으시겠습니까?"라고 물으면 기쁜 듯이 "네!"라고 말한다.

일본인은 기본적으로 성실한 민족이다. 성실한 사람은 불안감도 강하다. 게다가 전 국민 의료 보험 제도로 의료 서비스를 받기 쉬운 환경이다 보니 과도하게 이용하고 싶어한다. 그래서 약도 검사도 좋아하는 것이다.

배가 고픈데 맛있는 음식점이 있고 정가의 10%에서 30% 가격에 요리를 먹을 수 있다면 누구나 부담 없이 이것저것 주문하지 않을까? 이와 마찬가지다.

진실 **4**

좋은 의사 찾기는 결혼 상대를 찾는 것과 같다

**'종합 병원의 전문의'와 '동네 주치의'를
상황에 맞게 적절히 활용하자**

나는 환자들이 각각의 의료의 장점을 적절히 활용하기를 바란다. 즉, '전문의'와 '동네 주치의'를 모두 활용하기를 바란다. 종합 병원의 전문의가 아니면 알 수 없는 진단이나 불가능한 치료라면 종합 병원을 소개받고 감기나 사소한 부작용, 혈액 검사는 근처의 주치의에게 맡겨도 충분하다.

그런데 일본에는 주치의라는 개념이 아직도 정착되지 않았다. '브랜드 병원'이라는 표현도 있을 만큼 병원이 브랜드화되는 흐름 속에서 종합 병원의 전문의에게 진료를 받는다는 사실만으로도 안심하는 환자가 많다. 그러나 사실 그것만으로는 부족하다. 암이나 난치 병 같은 어려운 병이 있을 경우에 종합 병원의 전문의와 동네 주치의의 2원 체제가 필요하다. 마지막 순간에 내 편이 되어주는 의사, 혹은 마지막에 자신을 간병해주는 사람은 동네 주치의인 경우가 많기 때문이다. 게다가 옛날과 달리 지금은 종합 병원과 동네 병원이 연계해서 진료하는 것이 상식이다. 종합 병원과 동네 진료소는 팩스나 이메일를 통해 수시로 정보를 교환한다. 애초에 급성기의 병원에는 오래 입원해 있을 수 없는 시대이므로 서로 연계하지 않으면 제대로 된 의료 행위를 할 수 없다. 꼭 종합 병원의 전문의에게 진료를 받고 싶다면 주치의에게 반년이나 1년에 한 번 예약을 부탁해서 종합 병원을 찾아가면 될 것이다.

정부는 더 많은 주치의를 육성해야 하며, 환자는 좋은 주치의를 찾으려고 노력해야 한다. 주치의 찾기는 결혼 상대 찾기와 같다. 좋은 사람을 스스로 찾아내는 수밖에 없다. 게다가 자신의 생명이 걸려 있으니 어떤 의미에서는 결혼 상대보다 더 중요할지도 모른다.

불평을 하기보다 '이혼'하는 편이 현명하다

그렇다고는 해도 의사와 환자의 관계가 남편과 아내의 관계와 똑같지는 않다. 아무리 사이가 좋아도 진료 행위를 하는 쪽과 받는 쪽이라는 차이가 있다. 처지가 다르므로 의사의 본심과 환자의 본심은 때때로 상반되기 마련이다. 가령 암으로 투병중인 환자를 격려할 생각으로 "아직 3개월은 괜찮습니다"라고 말했는데 환자는 "앞으로 3개월밖에 안 남았다면서 의사가 나를 버렸어!"라고 비관적으로 받아들인 경우도 몇 번 있었다. 나중에 그 사실을 알고 아연실색했지만, 말이라는 것이 이처럼 의도와는 다르게 받아들여질 수도 있다.

의사와 환자인 이상, 바라보는 시각이 다른 것은 어쩔 수 없는 일이다. 그러므로 서로 이해하는 수밖에 없다. 이때 양쪽 모두 최소한 '거짓말'은 하지 말아야 한다. 의사와 환자의 관계는 신뢰를 기반으로 한다. 환자가 의사 몰래 같은 진료과의 다른 의사와 양다리를 걸친다면 의사로서는 매우 유감스러울 것이다.

또 일본의 의료 시스템에는 선택의 자유가 있으므로 환자는 자신과 궁합이 잘 맞는 의사를 찾아야 한다. 의사는 의료법상 응소應召 의무가 있기 때문에 자신을 찾아온 환자를 모두 진료해야 한다. 설령 불쾌한 환자라고 해도 음식점 주인처럼 "음식 값은 필요 없으니 나가!"라고는 말할 수 없다. 그러나 사람 대 사람의 관계이므로 궁합은 있게 마련이다. 궁합이 맞지 않는다면 환자가 그 의사에게 가지 않으면 된다. 이따금 "저 병원의 의사는 너무 무뚝뚝해"라며 불평하는 사람이 있는데, '그게 불만이면 다른 의사한테 가면 될 텐데……'라는 것이 의사의 본심이다.

진실 5

'만인에게 좋은 병원·의사'는 없다

결과가 좋지 않아도 수긍할 수 있는 의사를 찾자

'좋은 병원'은 없고 '좋은 의사'도 없다. 이렇게 말하면 놀라는 사람도 있겠지만, '만인에게 좋은 병원'은 없으며, '만인에게 좋은 의사'도 없다. 그 사람에게 좋으면 좋은 병원이고 좋은 의사일 뿐이다. 그래서 결혼 상대와 같다고 표현한 것이다.

의료에는 궁합이 있으므로 본래 모든 사람에게 좋은 병원이나 의사는 있을 수 없다. 결혼에도 여러 가지 궁합이 있을 것이다. 오죽하면 "제 눈에 안경"이라는 말이 있겠는가? 중요한 것은 자신과 '궁합이 좋은가', 좀 더 정확히 말하면 '만족할 수 있는가?', '수긍할 수 있는가?'이다. 그런 병원과 의사를 철저히 찾아보길 바란다.

의료는 항상 불확실한 것이다. 100%는 절대 없다. 그러니 평소에 만족하고 수긍하며 진료를 받아야 한다. 극단적으로 말하면, '만에 하나'의 사태를 맞이하더라도 '이 선생님이 최선을 다하셨는데도 이렇게 되었으니 어쩔 수 없지'라고 수긍할 수 있는 의사를 찾기 바란다.

평생 진찰해주고 왕진도 해줄 '주치의'를 선택하자

좋은 '주치의'도 좋은 의사와 마찬가지로 궁합이 중요하다. 다만 주치의와는 오랫동안 함께 하게 된다. 내 환자 중에는 수련의 시절부터 30년 가까이 나를 찾아오는 분도 있으며, 4대에 걸쳐 내게 진료를 받고 있는 가족도 있다.

평생 자신을 진찰해줄 의사를 선택할 때는 어느 정도 경험이 있고 자신보다 젊은 의사를 선택하는 편이 좋다고 생각한다. 대충 35세 이상이면 어느 정도 경험을 쌓았을 것이다. 자신보다 나이가 훨씬 많은 의사는 먼저 세상을 떠나거나 은퇴할지도 모른다.

또 한 가지, 왕진도 해줄 의사를 선택하자. "선생님, 제가 정말 위급할 때는 저희 집으로 와주실 수 있겠습니까?"라고 물었을 때 "네, 물론 가야죠"라고 흔쾌히 대답하는 의사여야 한다. 다만 신뢰 관계도 형성되지 않았을 때 이렇게 물으면 의사도 대답하기 곤란하므로 어느 정도 친해진 다음에 묻기 바란다. 의사는 자신을 믿고 의지하는 환자에 대해 '이 사람을 위해서라면 뭐든지 해주고 싶다'고 생각하기 마련이다. 부디 그런 관계를 형성할 수 있는 의사를 찾아내기 바란다.

또한 어느 한쪽이 '궁합이 맞지 않는다'고 느꼈다면 대개는 상대방도 똑같이 느낀다. 의사도, 간호사도 응소 의무가 있기 때문에 찾아오는 환자를 거부하지는 못한다. 그러나 마음속으로는 '이 환자 마음에 안 들어'라고 생각할 수도 있다. 의사도 사람이므로 호감이 가는 환자도 있고 마음에 들지 않는 환자도 있다.

내 경우는 한 번에 여러 가지 요구를 하는 환자가 부담스럽다. 내 병원에 처음 와서 "혈압, 당뇨병, 간, 허리, 불면증, 현기증을 진찰해주십시오"라고 하는 환자가 가끔 있다. 분명히 마음에 걸리는 증상이 많아서 그렇게 말했을 것이라고는 생각하지만, "3시간을 기다려서 3분 진료"라는 말도 있듯이 한 명을 상대할 수 있는 시간에는 한계가 있다. 사전에 우선 순위를 정해서 온다면 참으로 고마울 것이다.

그 밖에 이야기가 지나치게 긴 환자, 의사 쇼핑을 반복하는 환자, 많은 약을 요구하는 환자, 약속을 지키지 않는 환자도 난처하다. 이렇게 쓰면 환자의 악담만 하는 것 같아 송구스럽지만, 의사도 환자도 감정이 있는 사람이다. 호감을 주는 환자가 되는 편이 무조건 이익이라고 생각한다.

진실 6

고혈압·고콜레스테롤의 기준이 느슨한 것은 고령자뿐

'동맥 경화가 있느냐 없느냐'가 핵심

혈압이든 콜레스테롤이든 기준치라는 것이 있다. 예를 들어 혈압은 '최고 혈압 140 미만/최저 혈압 90 미만'이면 정상이고, 이 기준을 넘어가면 고혈압이라고 한다. 그렇다면 혈압이 이 기준보다 조금이라도 높으면 반드시 치료를 받아야 할까? 답은 '아니요'다.

한편 시중에 만연하는 '의료 부정 서적'을 보면 "혈압은 높은 편이 좋다"라는 주장이 있다.

과연 어느 쪽이 옳을까? 정답은 '나이, 그리고 그 밖의 리스크 요인에 따라 다르다'이다. 80세에 최고 혈압이 160인 것과 40세에 160인 것은 의미가 완전히 다르다. 40세에 그 정도 혈압을 그대로 방치하면 분명 뇌 경색이나 심근 경색 등 좋지 않은 일이 일어날 것이다. 그러나 80세라면 치료의 필요성이 낮을 수 있다. 나이가 많을수록 기준이 느슨해진다고 생각하기 바란다.

콜레스테롤도 마찬가지다. 악성 콜레스테롤 수치가 높다고 하더라도 그것만으로 평가하지는 않는다. 고혈압도 고콜레스테롤도 원인이 중요하다. 그리고 가장 중요한 것은 '그 결과 동맥 경화가 있는가?'이다. 요컨대 혈관이 노화했느냐 아니냐가 중요하다. 젊은 나이에 동맥 경화가 진행되고 있다면 반드시 치료를 받아야 하며, 고령자라 그 연령에서 나타날 수 있는 현상이라면 치료 대상이 되지 않는다. 경동맥 초음파 검사를 해서 혈관의 상태를 봐야 비로소 결정할 수 있다. 검사 결과 동맥 경화가 없다면 치료를 할지 약을 먹을지는 사람마다 달라진다. 당뇨병이 있거나 뇌 경색 또는 심근 경색을 일으킨 적이 있거나 담배를 피우는 등 다른 리스크 요인을 고려해 종합적으로 판단한다.

가이드 라인은 어디까지나 기준일 뿐

 치료의 가이드 라인은 정기적으로 재검토된다. 그 결과 기준치 자체가 바뀔 때도 있다. 실제로 고혈압의 기준은 예전에 '160/95'였던 것이 현재 '140/90'으로 바뀌었다. 기준치가 낮아진 만큼, '의료계가 고혈압 환자를 인위적으로 만든 것이 아닐까?'라는 의문도 생길 것이다. 그러나 가이드 라인의 기준치는 어디까지나 하나의 평가 기준이지 치료 여부를 결정하는 것은 아니다. 실제로 제대로 된 의사라면 융통성 없이 수치만 보고 "기준치를 넘었으니 약을 처방하겠습니다"라고는 하지 않을 것이다. 오히려 내과의라면 '왜 높을까?'를 생각한다. 수치보다 그 원인이 더 중요하기 때문이다. 식사에 문제가 있어서일까? 갑상선 호르몬이 부족해서일까? 그 이유를 찾아서 근본적인 원인을 수정하는 것이 최선이다.

 "제약 회사는 약을 많이 사용하게 하려고 의사를 열심히 지지한다." 이런 소문이 마치 진실인 양 퍼지고 있는데, 분명히 옛날에는 과잉 접대도 있었다. 그러나 지금은 '의료용 의약품 제조 판매업 공정 거래 위원회'의 규정에 따라 이른바 접대나 골프, 노래방 등의 향응 제공이 금지되어 있다. 아울러 제약 회사에서 의사에게 지급하는 원고료나 강사료의 정보도 공개하고 있다.
 의료계와 제약 회사는 현실적으로 끊으려야 끊을 수 없는 관계다. 그러나 요즘 시대에는 설령 꿀을 빨고 싶어도 규제가 있기 때문에 그럴 수가 없다. 물론 내가 꿀을 빨고 싶다는 말은 아니지만.

2장

검진을 받을 것인가, 받지 않을 것인가

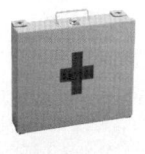

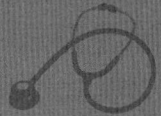

두 명 중 한 명이 암에 걸리고, 세 명 중 한 명이 암으로 죽는다. 암 검진을 받을 것이냐 말 것이냐는 자신이 선택해야 할 문제다. 고로 '겸사겸사 검진을 받는 것'이 가장 편한 방법이다.

진실 7

'암'과 '유사 암'의 중간 영역이 있다

'그레이 존'이 있음을 알자

이 장부터는 암에 관해 여러분의 의문에 답하도록 하겠다.

'악성 종양'과 '양성 종양'이라는 말이 있다. 이 가운데 악성 종양이 암이다. 이렇게 말하면 종양에는 악성과 양성의 두 종류밖에 없다고 생각할지도 모르는데, 그렇지 않다. 세포가 어떤 유전자 이상을 일으켜 불필요하게 분열·증식한 응어리가 종양이다. 그러나 모든 종양이 암인 것은 아니므로, 발견된 종양이 암인지 암이 아닌지 검사해야 한다. 그 방법이 병리 진단이다. 세포나 조직을 채취해서 현미경으로 판단하는데, 그 형태나 세포 속의 핵의 크기 등에 따라 '그룹1'부터 '그룹5'로 분류한다. 그룹1, 2면 양성, 그룹5면 암으로 진단된다.

그리고 그 사이에는 '그레이 존', 이른바 '전암 병변'이라는 영역이 있다. 검은색(암)은 아니지만 흰색도 아니다. 또 암이냐 암이 아니냐의 경계는 그러데이션처럼 물결을 그린다. 그레이gray(회색)라는 영역도 실제로 꽤 존재한다. 제3장에서 자세히 다루겠지만, 나는 암을 단순히 '진짜 암'과 '유사 암'으로 나눌 수 있는 것은 아니라고 생각한다.

암의 확정 진단은 이처럼 병리의가 현미경으로 진단하는데, 암의 위치에 따라서는 세포를 채취할 수 없는 경우도 있다. 그럴 때는 화상이나 혈액 소견을 통해 종합적으로 진단한다.

'진행 단계'는 변하기도 한다

'그룹'과는 별도로 '진행 단계'라는 말이 있다. 이 또한 5단계로 분류된다. 그 탓인지 이 두 가지를 혼동하는 일이 많은데, 그룹은 암이냐 암이 아니냐를 분류하는 것이고 진행 단계는 암의 진행도를 나타낸다.

진행 단계가 낮을수록 생존율이 높으며 완치를 기대할 수 있다. 반대로 진행 단계가 높을수록 치료가 어렵고 생존율도 낮아진다. 암의 진행 단계는 암의 종류에 따라 자세하게 정해져 있는데, 원격 전이가 있으면 자동으로 '4기'가 된다.

얼마 전까지만 해도 암이 어느 정도 크기가 되지 않으면 원격 전이되지는 않는다고 생각되었다. 그러나 최근의 연구에서 아주 작은 암이 전이되는 경우가 그리 드물지 않다는 사실이 밝혀졌다. 1mm의 암세포는 10억 개의 세포로 구성되어 있다. 암세포 1개가 30회 분열한 결과가 이 숫자인데, 도중에 암세포가 떨어져 혈액을 타고 전이될 가능성이 충분히 있다. 요컨대 육안으로 볼 때는 아주 작은 암이라 해도 이미 원격 전이되었을 수 있다는 말이다. 세포 수준에서 생각하면 전이는 그렇게 드문 일이 아니다. 그러나 어느 정도의 크기가 되지 않으면 전이를 일으키지 않는 암도 있다.

또 수술 전에는 '2기'라고 했는데 수술을 해보니 암이 주위로 상당히 퍼진 상태여서 진행 단계가 바뀌는 경우도 종종 있다.

그러나 진행 단계는 어디까지나 기준이다. 진행 단계가 높다고 해서 반드시 비관할 일은 아니다.

진실 8

두 명 중 한 명이 암에 걸리고, 세 명 중 한 명이 암으로 죽는다

암에 걸리는 것은 당연한 일

일본인 두 명 중 한 명은 암에 걸린다.

일본인 세 명 중 한 명은 암으로 죽는다.

현재 매년 약 120만 명이 죽고 있다. 그리고 이 가운데 암이 원인이 되어 사망한 사람은 약 36만 명이다. 대략 세 명 중 한 명이다. 그리고 두 명 중 한 명이 평생에 한 번은 암에 걸린다는 말은 확률적으로 볼 때 여러분 아니면 내가 암에 걸린다는 말이다. 이렇게 말하면, 암이 얼마나 우리와 가까운 병인지 실감할 수 있을 것이다.

나는 동네 의사로서 지금까지 수많은 암 환자를 만났다. 암에 걸린 사람은 모두 "왜 하필 나지? 왜 내가 암에 걸렸냐고!"라고 탄식한다. 그러나 확률상 두 명 중 한 명이 암에 걸리므로 결코 '하필'이라 표현할 일은 아니다. 피도 눈물도 없는 소리인지 모르지만, '당연한' 병에 걸렸을 뿐이다.

먼저 두 명 중 한 명이 암에 걸리고 세 명 중 한 명이 암으로 죽는다는 사실을 냉정하게 받아들이기 바란다.

암으로 죽지 않는 '여섯 명 중 한 명'이 되기 위해

두 명 중 한 명이 암에 걸린다. 세 명 중 한 명은 암으로 죽는다. 그런데 이 둘 사이에는 차이가 있다. 요컨대 암에 걸렸지만 암으로 죽지 않은 사람이 있다는 뜻이다.

그렇다면 이 둘 사이에 있는 사람은 어떤 경우일까?

- 조기 발견·조기 치료로 암이 나았다.
- 암에 걸렸지만 심근 경색이나 뇌졸중, 사고 등 암 이외의 원인으로 죽었다.

크게 이 두 가지를 생각할 수 있다.

'두 명 중 한 명'과 '세 명 중 한 명'의 사이이므로 '여섯 명 중 한 명'은 이런 이유로 암에 걸렸지만 암으로 죽지 않은 것이다.

"암은 치료되지 않는다", "암에 걸리면 포기하는 것이 첫걸음"이라고 주장하는 의사가 있다. 그러나 이 수치를 보면 조기 발견·조기 치료의 사례가 있으며 암에 걸렸어도 치료되는 사람이 있음을 알 수 있다. 암이라는 '제비'를 뽑을 확률은 1/2이다. "왜 하필 나지?"라고 울기 전에 조기 발견을 하려고 노력하기 바란다. 즉 증상이 없어도 검진을 받도록 하자. 여섯 명 중 한 명이 되고 싶으면 암 검진을 받아야 한다.

일본인의 암 검진은 위 암과 대장 암, 폐 암, 유방 암, 자궁 암의 '5대암'이 대상이며, 각각 다음과 같은 검진이 있다.

- 위 암 검진…바륨을 이용한 위장 조영 검사, 내시경 검사
- 대 장암 검진…대변 잠혈 반응 검사
- 폐 암 검진…흉부 X선 검사, 위부 CT 검사

- 유방 암 검진…마모그래피, 유방 초음파 검사, 촉진
- 자궁 암 검진…세포진 검사
(• 전립선 암 검진…PSA 검사)

그렇게 많은 검사가 필요하지는 않다. 안타깝게도 검진으로 암을 100% 발견할 수 있는 것은 아니다. 그렇다고 받지 않으면 조기 발견은 아예 불가능할 것이다. 검진을 받아야 검진으로 이득을 보든 말든 할 수 있지 않겠는가?

진실 9

암 검진을 받을 권리, 받지 않을 권리

바륨 조영 검사보다는 내시경 검사

약에는 부작용이 있듯이, 많은 검사에도 빈틈이 있다. 동일본 대지진으로 원자력 발전소 사고가 발생한 이후에 방사선 피폭에 대한 관심이 높아졌다. 가령 CT 검사는 분명히 방사능 피폭을 당하므로 안이한 CT 검사는 권장할 수 없다. 그렇다면 다른 검사는 어떨까? 여기에서는 위 암과 대장 암, 폐 암이라는 3대 암의 검진에 관해 살펴보도록 하겠다.

위 암 검진의 경우, 바륨 조영 검사보다 내시경 검사를 권한다. 바륨 조영 검사는 X선을 투과하지 않는 바륨을 마시고서 입에서부터 식도, 위, 장의 순서로 흘러가는 모습을 연속적으로 촬영함으로써 궤양이나 폴립이 없는지 살펴보는 검사다. 일본에서는 '위 암 검진=바륨 조영 검사'라고 할 만큼 일반적인 검사인데, 사실 외국에서는 거의 실시하지 않는다. 어차피 검진을 받을 바에는 바륨 조영 검사보다 더 정확도가 높은 내시경 검사를 강력하게 추천한다. 또 실력 있는 의사에게 받으면 고통도 적다. 의사에 따라 숙련도가 다른 것은 사실이므로 평판이 좋고 실적이 있는 소화기 내시경 전문의를 찾아가기 바란다.

대장 암 검진인 대변 잠혈 반응 검사의 경우, '1회법'과 '2회법', '3회법'이 있다. 1회법은 1회의 배변에서 채취한 변을 검사하는 방법이고, 2회법은 각각 다른 날의 2회 배변에서 채취한 변을 검사하는 방법이다. 3회법은 물론 3회의 배변에서 채취한 변을 검사한다. 대장 암은 출혈을 동반하는 경우가 많기 때문에 변에 미량의 혈액이 섞인다. 그 혈액의 유무를 조사하는 것이 대변 잠혈 반응 검사다. 1회보다 2회, 2회보다 3회와 같이 횟수가 많을수록 발견할 확률은 높아지지만 그만큼 번거롭다. 가장 효율이 좋은 방법은 2회법이므로, 가능하면 1회법 말고 2회법으로 검사를 받기 바란다.

폐암 검진으로는 흉부 X선 검사를 실시할 경우가 있다. 방사선 피폭을 걱정하는 사람이 있는데, CT에 비하면 피폭 선량은 1/100 정도다. 매년 받더라도 몸에 해는 없으며 장점이 더 크다고 생각한다.

불안감이 해소되는 사람, 불안감이 증폭되는 사람

나는 암의 집단 검진을 복권이나 경마 같은 것이라고 설명한다. 조기 발견이라는 '당첨권'이 들어는 있지만 반드시 자신이 받는다는 보장은 없다. 다만 참가하지 않으면 절대 당첨을 기대할 수 없다.

나는 "암 검진을 꼭 받으십시오"라고는 말하지 않는다. 검진 결과 암이 발견되어 조기 발견·조기 치료로 이어진 사례를 많이 지켜봤지만, 불필요한 불안감으로 고뇌하는 사람도 많이 봤기 때문이다. 검진을 받아서 불안감이 해소된다면 받는 편이 좋을 것이다. 그러나 검사 자체가 불안하다는 사람은 '받지 않는다'를 선택할 수도 있다. 실제로 암 검진의 단점에 관해 이야기할 때 피폭 문제와 검사의 고통이외에 심리적인 부담 문제도 많이 언급된다. '암이 있으면 어쩌지?', '검사 결과 양성으로 나오면 정밀 검사 결과를 기다리다가 미쳐버릴 거야.' 이런 고민을 할 것 같은 사람에게는 검진을 적극적으로 권하지 않지만, 많은 사람에게는 검진을 권하고 있다.

진실 10

집단에는 이익이 없어도 개인에게는 이익이 있다

일본의 암 검진 수진율은 20%

검진은 병을 빨리 발견함으로써 치료의 가능성을 높이기 위한 것이다. 그 결과 그 병에 따른 사망률이 낮아지는 성과가 기대된다. 많은 사람에게 검진을 받게 하면 집단 검진의 이익을 기대할 수 있다.

그러나 현재 일본의 암 검진 수진율은 20% 정도다. '핑크 리본(유방 암을 의미하는 국제적 상징—옮긴이)'이라는 말이 일반인에게도 침투하고 있지만 마모그래피를 통한 유방 암 검진 수진율은 고작 10% 정도다. 한편 미국은 70%, 한국은 60%라고 한다. 일본에서는 암 대책 기준법을 만들고 "수진율을 높입시다!"라고 외치고 있지만, 그렇다고 의무는 아니다. 받는 것도 자유, 받지 않는 것도 자유다.

각각의 암 검진의 유효성에 관해서는 찬반 양론이 있다. 그러나 여기에서 말하는 유효성은 어디까지나 집단에 대한 이익이다. 요컨대 그 결과 집단의 사망률이 낮아지느냐. 나는 집단에 대한 이익과 개인에 대한 이익은 별개의 문제라고 생각한다. 설령 집단에 대한 이익이 충분하지 않다고 하더라도 그 검진을 받아서 암을 조기 발견할 수 있다면 그 사람에게는 충분히 "이익이 있었다"라고 말할 수 있다.

시대는 '하이 리스크 검진'으로

그렇다면 암의 집단 검진은 효율이 어느 정도일까? 위 암, 대장 암, 유방 암, 전립선 암의 발견율은 각각 다음과 같다.

- 위 암 0.12%

- 대장 암 0.16%
- 유방 암 0.23%
- 전립선 암 0.63%

위 암은 800명 중에 한 명, 전립선 암은 150명 중에 한 명쯤 될까? 검진은 증상이 없는 사람을 대상으로 실시하는데, 사실 이렇게 무작위로 암 검진을 실시해서는 효율이 좋을 수가 없다. 따라서 앞으로는 암의 리스크가 높은 사람을 대상으로 효율적인 검진을 지향하는 방향이 될 것이다. 이것을 '하이 리스크 검진'이라고 부른다.

대표적인 하이 리스크 검진은 파일로리균 검사에서 양성이 나온 사람을 대상으로 한 위 암 검진, 흡연자를 대상으로 한 폐 암 검진, 파필로마 바이러스에 감염된 사람을 대상으로 한 자궁 경부암 검진 등이다. 참고로 파일로리균은 일본인이 많이 걸리는 위 암의 최대 요인으로 생각되고 있다. 이 파일로리균의 감염 유무와 위축성 위염이라는 두 가지 관점에서 판정하는 검사가 'ABC 검진'이다. 채혈만으로 할 수 있는 손쉬운 검사인데, 그럼에도 좀처럼 보급이 되지 않고 있다.

간 암에 관해서는 검사가 없다. 원인의 대부분이 B형 간염, C형 간염이기 때문이다. 그런 까닭에 간 암 검진이라는 형태가 아니라 간염 검진이라는 형태로 예방을 실시하고 있다.

그 밖에 대장 암의 하이 리스크는 가족 중에 대장 암 환자가 있느냐다.

지금까지는 "모두 일단 암 검진을 받아봅시다"라고 외쳤지만, 최근에는 하이 리스크군群을 정해서 '효율적으로 암을 발견합시다'라는 방향으로 바뀌고 있다.

진실 **11**

가장 편한 방법은 '겸사겸사 검진받는' 것

검사를 좋아하면서도 검진을 받지 않는 일본인

제1장에서 일본인은 걱정이 많고 검사를 지나치게 좋아한다고 말했다. 그런데 그런 일본인이 왜 암 검진은 받기 싫어하는 것일까? 아마도 두려워서라고 생각한다. 불안감이 강해서 수시로 병원을 드나들지만, 아직도 '암=죽음'이라는 이미지가 자리잡고 있어서 암이 발견되는 것이 두렵기 때문이리라.

내 병원에는 '아니, 왜 이 지경이 될 때까지 내버려뒀지?'라고 놀랄 만큼 옷을 입은 상태에서 봐도 유방 암임을 확연히 알 수 있는 환자도 찾아온다. 그래서 사실 해서는 안 될 말이지만 "왜 좀 더 일찍 오지 않으셨습니까?"라고 물으면 "무서워서요"라고 대답한다. 요즘에도 말기 중의 말기가 되어서야 비로소 병원을 찾는 사람이 많다. 그만큼 현실을 직시하기가 두려운 것이리라. 또한 너무 바빠서 검사를 받을 여유가 없다는 사람도 많다.

그런 사람들에게 나는 항상 '마음먹었을 때 암 검진받기'를 추천한다. '생일 검진'이라고 해서 생일을 계기로 암 검진을 받자는 이야기도 있지만, 생일에 암 검사를 받으려 하는 사람은 그리 많지 않을 것이다. 그보다는 '주변 사람이 암에 걸렸을 때'가 더 계기로 삼기 쉽지 않을까? 사실 가장 편한 방법은 '겸사겸사 검진을 받는' 것이다. 내 환자 중에도 봄에 "배가 아픕니다"라며 병원에 와서 초음파 검사를 받고, 가을에는 "기침이 나옵니다"라며 찾아와 가슴 X선을 찍는 현명한 사람이 있다. '배가 아프다', '기침이 나온다' 같은 증상이 있을 때 검사하는 것이므로 보험이 적용된다. 반면에 암 검진은 전액 본인 부담이므로 경제적으로도 상당히 현명한 방법이라고 감탄한다.

정 바쁘다면 가슴 X선 촬영과 복부 초음파 검사만이라

도 1년에 한 번은 받는 편이 좋다. 이것을 암 검진이라고 부를 수 있는지는 모르겠지만, 이런 검사에서도 우연히 암이 발견되는 경우가 있다.

암을 조기 발견하려면 증상이 없을 때부터 검사를 받는 수밖에 없다

우연히 암이 발견되는 일이 의외로 종종 있다. 자랑 같지만, 나는 어째서인지 조기 암을 잘 발견한다. 매일 같이 내시경 검사를 하는 가운데 무려 200명 중 한 명의 비율로 위 암을 발견했다. 그리고, 췌장 암처럼 복부 초음파 검사를 받다가 우연히 발견되지 않으면 목숨을 구하기 어려운 암도 있다. 즉 증상이 나타냈을 때는 이미 늦었다는 말이다.

그러므로 복부 초음파 검사를 받을 때는 꼭 "췌장도 잘 살펴봐주십시오", "하는 김에 아래쪽도 검사해주십시오"라고 부탁하기 바란다. 복부 초음파 검사로 간과 담낭, 췌장, 비장, 신장, 위, 장, 난소, 방광, 전립선 등을 전부 간단히 살펴볼 수가 있다. 게다가 초음파는 전혀 해가 없기 때문에 사실은 매우 유용한 검사다.

암에 걸리는 것을 방지하려면 생활 습관의 개선이 최선

이지만, 암을 조기에 발견하고 싶으면 증상이 없을 때부터 검사를 받는 수밖에 없다. 암 검진을 받느냐 받지 않느냐는 어디까지나 그 사람의 자유다. 받지 않을 자유도 있다. 그러나 받지 않을 자유를 선택했다가 암에 걸리면 자업자득이라고 받아들이는 수밖에 없다.

그러기 싫다면 착실히 검사를 받도록 하자. 시간이 없거나 돈이 없다면 주치의에게 '겸사겸사 검사'를 부탁하기 바란다.

진실 12

예방 의료는 개인의 생활 방식의 문제

'메타볼릭 건강 진단'보다 '암 검진'을!

진료 과정에서 암 검진을 받는 것과 그냥 암 검진을 받는 것의 차이는 자각 증상이 있느냐 없느냐, 그리고 보험이 적용되느냐 전액 자기 부담이냐다. 암 검진을 받으라고 외치면서도 정부가 돈을 지원하지 않는지 의아해하는 사람도 있을 터인데, 그 이유는 간단하다. 치료에 대한 사회보험 제도도 파탄이 나기 일보 직전인 상황에서 검진에까지 돈을 지원할 수가 없어서다.

한편 정부가 상당히 돈을 투자하고 있는 예방 의료가 있다. 바로 2008년에 시작된 '메타볼릭 건강 진단(특정 건강 진단)'이다. 대사 증후군은 '내장 지방 증후군'이라고도 하며, 배가 볼록 튀어나온 '내장 지방형 비만'에 고혈당과 고혈압, 지질 이상 중 두 가지 이상이 더해진 상태를 가리킨다. 내장에 지방이 지나치게 많이 쌓이면 당뇨병이나 고혈압, 고지혈증 같은 생활 습관병에 걸릴 확률이 높아진다.

사실 메타볼릭 건강 진단은 내가 있는 아마가사키에서 시작되었다. 아마가사키 시에 있는 보건사가 시청 직원 중에서 허리 둘레가 큰 직원을 추출해 생활 지도를 실시한 결과 큰 성과를 거뒀다고 한다. 그러자 여기에 주목한 정부가 최초의 국가적 예방 전략으로 채용한 것이 메타볼릭 건강 진단의 시작이었다. 이렇게 해서 40세 이상은 메타볼릭 건강 진단을 받고, 그 결과 대사 증후군이라면 보건 지도를 받는 제도가 탄생했으며 여기에 막대한 예산이 배정되었다.

메타볼릭 건강 진단이 시작된 지 벌써 6년째를 맞이했지만, 현장에서 일하는 내가 볼 때 눈에 띄는 성과는 없는 듯하다. 뿐만 아니라 말기 암으로 투병중인 사람, 수명이 얼마 남지 않아 병상에서 일어나지 못하는 사람, 신부전증으로 인공 투석을 받고 있는 사람에게까지 건강 진단 요청 엽서를 빈번하게 보내고 진단을 권장하는 전화를 수시로 걸어서 시민들을 곤혹스럽게 만들고 있다. 이 때문에 노이로제에 걸린 불쌍한 사람까지 있다.

우리 지역에서 탄생한 대사 증후군이라는 개념은 분명 올바르지만, 메타볼릭 건강 검진 제도를 만들어 거액의 예산을 투입한 만큼의 예방 효과가 있는지는 의문이다. 그러나 일단 시작했으면 쉽게 그만두지 못하는 것이 이 나라의 습성이다.

나는 비용 대 효과가 낮은 메타볼릭 건강 진단을 추진하기보다는 금연 치료를 무상으로 실시하는 등 금연 대책을 추진하는 편이 훨씬 효과적이라고 생각한다. 그러나 정부의 위신을 걸고 적어도 10년 동안은 계속할 모양이다. 아아, 세금이 정말 아깝다.

메타볼릭 건강 검진보다 서로 허리 둘레를 측정해주자

예방 의료를 국가 정책으로 추진하기는 매우 어려운 일이라는 것이 메타볼릭 건강 검진에 5년 동안 협력해온 나의 솔직한 의견이다. 대사 증후군이라는 말이 일반에 침투해 "너 말이야, 허리 둘레 85㎝(34인치) 넘지?", "살을 빼야 겠어" 같은 대화가 일상적으로 오가게 된 것은 분명 커다란 성과다. 다만 한 명당 3만 엔, 6만 엔씩 예산을 들여 지도하기보다 국민 전체가 서로의 허리 둘레를 측정해주는 편이 훨씬 효과가 있지 않을까 생각한다.

검진을 받는다는 권리를 행사할 것인가, 아니면 받지 않는다는 선택을 할 것인가. 암 검진이든 메타볼릭 건강 검진이든 예방 의료라는 것은 개인의 자위自衛 문제다. 나아가서는 생활 방식의 문제다. 또한 검진 결과 이상이 발견되더라도 치료나 지도를 받으라고 강제하기는 어려우며, 이 역시 그 사람의 선택에 달려 있다.

부디 검진을 받는다는 권리와 자유를 현명하게 사용하기 바란다.

3장

환자여, 더욱 현명해지자

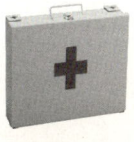

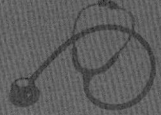

유사 암 이론은 아직 검증되지 않은 가설일 뿐이다. 고로 '암과 싸울 것인가 싸우지 않을 것인가'에서 '어떻게 암과 함께 살 것인가'로 현명하게 초점을 옮겨야 할 것이다.
그리고 환자에게 데미지가 가장 적은 방사선 치료에 국가는 힘을 기울여야 할 것이다.

진실 13

'조기 발견'은 역시 행운!

500명 이상의 조기 암을 발견했다

조기 발견·조기 치료로 완치된 암은 암이 아니라 '유사 암'이다.

진짜 암은 아무리 조기에 발견했더라도 이미 한참 전에 전이된 상태다

이것은 의사 곤도 마코토近藤誠 씨의 책에 나와 있는 주장이다. 요컨대 조기 발견·조기 치료는 불가능하다는 것이다.

나는 이것만큼은 도저히 내 의견을 양보할 수 없다.

조기 발견·조기 치료는 분명히 있다! 얼마든지 가능하다!

어째서 그러느냐고? 지금까지 내시경 검사와 복부 초음파 검사로 조기 암을 발견해 완치된 사람을 최소 500명은 내 눈으로 지켜봤기 때문이다.

아무리 "없다"고 해도 내가 직접 수없이 지켜봤으니 논리가 어쩌고 저쩌고를 떠나서 "있다!"라고 말할 수밖에 없다. 수많은 환자를 진료한 경험으로 볼 때 조기 발견·조기 치료는 분명히 효과적이라고 자신 있게 말할 수 있다.

조기 암도 방치하면 죽음에 이른다

왜 내가 이렇게까지 자신 있게 "조기 발견·조기 치료는 분명히 있다!"라고 말하는가? 그것은 기껏 조기에 발견했음에도 불구하고 치료를 거부해 결과적으로 암이 방치된 사례도 봤기 때문이다. 수많은 환자를 진료한 동네 의사이기에 말할 수 있는 것인지도 모른다.

한번은 조기 위 암이 발견되어 병원을 소개해준 적이 있다. 그런데 나중에 안 사실이지만, 그 환자는 병원에 가지 않고 치료를 포기했다. 그리고 조기 위 암이 발견된 지 4년 뒤에 삐쩍 마른 모습으로 내 앞에 나타났다. 다시 검사를 해보니 위 암이 커졌을 뿐만 아니라 간에서 전이소도 여러 개 발견되었다. 즉, 이미 '말기'라고 불러야 할 상태였다. 안타깝지만 그로부터 2개월 뒤에 세상을 떠났다.

나는 이렇게 결과적으로 암의 자연 경과를 지켜본 경험이 여러 번 있다. 그때마다 '역시 조기 암도 방치하면 죽는구나'라고 생각하는 동시에, '그때 수술을 받았다면 목숨을 건졌을 텐데'라는 생각에 안타까움을 느낀다.

한편 역시 조기 위 암을 발견한 뒤에 내시경 수술이나 외과 수술을 착실히 받은 결과 건강을 되찾은 사람은 수없이 많다. 일반화할 수는 없지만, 나의 검사를 통해 조기 암이 발견되어 치료를 받은 사람은 대부분 지금도 건강하게 살고 있다.

곤도 씨는 "그런 것들은 애초에 '진짜 암'이 아니었다", "방치했어도 문제가 없었을 터이니 무의미한 치료를 받았을 뿐이다"라고 주장하겠지만, 병리 검사 결과 틀림없이 암이라고 진단된 것이 조기 치료를 통해 완치된 것은 '사실'이다.

어쩌면 "조기 발견·조기 치료는 없다"라고 주장하는 것은 단순히 그런 경험이 적기 때문인지도 모른다. 나처럼 내시경 검사를 매일 실시하면 치료할 수 있는 암을 발견하는 일이 종종 있다. 그러나 방사선과처럼 진행기 암이나 전이 암을 다룰 때가 많은 진료과에서는 조기 암을 접할 기회가 적지 않겠느냐는 생각도 든다.

어쨌든, 내가 자신 있게 말할 수 있는 것은 조기 암을 방치한 사람과 치료를 받은 사람은 그 결과의 차이가 명백하다는 사실이다. 그러므로 조기 발견·조기 치료는 분명히 효과가 있다. 부디 잘못된 정보에 현혹되어 그릇된 선택을 했다가 후회하는 일이 없기를 바란다.

진실 **14**

'유사 암 이론'은 결과론일 뿐이다

**'암'인지 '유사 암'인지 미리 알 수 있다면
얼마나 좋겠느냐만……**

 '유사 암'이라는 말은 곤도 마코토 씨가 사용한 단어다. '암'과 '암이 아닌 것'의 경계는 사실 모호해서, 반드시 '그레이 존'이 있다. '악성도가 낮은 암'이 많다는 이야기는 제2장에서 언급한 바 있다. 그러므로 일단 암은 아니지만 암과 닮은 것, 즉 '유사 암'은 매우 절묘한 표현이다. 처음에 이 말을 들었을 때 '참 알기 쉬운 표현이군'이라는 생각이 들었다.

다만 "진짜 암이라면 전이되어 사망한다. 내버려둬도 죽지 않는 것은 유사 암이다"라는 주장에는 논리의 비약이 있다.

혹은 결과론이다.

암과 암이 아닌 것의 경계는 명확한 선이 아니라 그러데이션gradation과 같다. 처음에는 "암이 아니다"라고 진단되었던 것이 고약한 암이 되는 경우도 있다. 요컨대 무조건 '암' 아니면 '유사 암'의 두 종류밖에 없는 단순한 문제가 아니다.

나는 지금까지 수많은 암을 검진해오면서 인간 사회와 똑같다는 생각을 했다. 사람도 좋은 사람 아니면 나쁜 사람이라는 두 종류만 있는 것은 아니다. 좋은 사람도 가끔은 화를 낼 때가 있으며 잘못을 저지르기도 한다. 한편 나쁜 어른도 반드시 착한 아이였던 시기가 있으며, 태어났을 때부터 못된 아기였던 것은 아니다. 또 '나쁜 사람'이라는 평판을 받는 사람들도 잘 살펴보면 다양한 유형이 있다.

암도 인간 사회와 똑같다. 악성도가 낮은 암도 있는가

하면 높은 암도 있고, 그 사이에서 왔다 갔다 하는 암도 많다.

'암 줄기 세포 이론'과 '유사 암 이론'은 다르다

여러분은 '암 줄기 세포 이론'이라는 말을 들어본 적이 있는가? 줄기 세포는 조직이나 장기로 분화하기 전의 세포를 뜻한다. 암 줄기 세포는 모든 암 세포의 '두목' 같은 것으로, '모든 암 세포는 암 줄기 세포에서 분화되어 생긴다'라는 것이 암 줄기 세포 이론이다.

이해하기가 조금 어려운 이야기이므로 '폭력단'에 비유해 설명하도록 하겠다.

폭력단에는 반드시 두목이 있기 마련인데, 그 두목은 자신은 움직이지 않고 부하들에게 지령을 내린다. 이것이 줄기 세포와 다른 암 세포의 관계다. 두목(줄기 세포)은 부하들(다른 암 세포)이 제멋대로 행동하지 않도록 지령을 내리며 조직을 통솔한다. 요컨대 암의 두목인 줄기 세포는 부하인 다른 암 세포들이 멋대로 날뛰지 못하도록 행동을 통제하고 있다는 말이다. 이것이 최근 주목을 받고 있는 암 줄기 세포 이론이다.

두목의 통제를 받는 부하는 날뛰지 않고 얌전한 상태를 유지한다. 이렇게 말하면 '그렇다면 내버려둬도 상관없다는 건가?'라고 생각할지 모르는데, 안타깝지만 그렇지는 않다. 103페이지에서 자세히 이야기하겠지만, 언제 날뛰기 시작할지 알 수 없기 때문에 역시 치료가 필요하다. 지금 당장은 얌전하다고 해도 부하 역시 엄연한 암이기 때문이다. '유사 암'이 아니다.

진실 15

암은 치료를 하든 안 하든 아플 때는 아프다

불필요한 연명 치료가 고통을 키운다

'의료 부정 서적'을 읽고서 치료를 거부하는 사람 중에는 '치료를 받지 않으면 암은 아프지 않다'라고 믿는 사람이 있다. 일본인은 통증에 약한 국민이므로 '그렇다면 치료를 받지 않는 편이 좋을지도 몰라'라고 생각하는 사람도 있을 것이다.

그렇게 믿는 사람에게는 유감이지만, 암은 치료를 하든 안 하든 아플 때는 아프다.

애초에 환자가 병을 호소하는 이유는 아프기 때문이다. 또 치료를 받지 않으면 안 아프다는 말은 뒤집어 말하면 치료 때문에 통증이 생긴다는 의미일 것이다. 나는 '암은 치료를 하든 안 하든 아플 때는 아프다', 그리고 '불필요한 연명 치료는 통증을 더욱 키울 경우가 종종 있다'가 정답이라고 생각한다. 통증을 적절히 제거하면서 치료를 진행하며, 통증을 키우는 불필요한 연명 치료는 삼가야 한다. 마지막 순간까지 고칼로리 수액을 주사하는 등의 연명 치료는 종종 환자를 고통스럽게 만든다. 종말기에 접어들었을 때는 링거를 꽂고 주사를 주는 것을 멈추고 연명 치료를 삼가야 통증을 줄이고 수명을 연장시킬 수 있다.

통증을 없애는 것이 의료의 존재 의의

그런데 암의 통증이 가벼우면 참아야 할까? 암 대책 기본법에는 조기부터 완화 의료를 실시하며, 완화 의료를 충실히 하라고 나와 있다. 완화 의료라고 하면 치료법이 없을 때 실시한다는 이미지가 뿌리 깊다. 그러나 최근 들어 드디어 '암이라는 진단을 받은 순간부터 완화 의료'라는 사상이 확산되고 있다. 사실 이것은 무려 23년 전인 1990년부터 이야기되었던 것이다.

통증은 그 폭이 매우 넓어서, 신체적인 아픔만이 통증이 아니다. 불안감과 고독감, 짜증 등의 정신적인 고통, 일 문제나 인간관계, 경제적인 문제 등의 사회적 고통, 그리고 '왜 내가 암에 걸려야 하지?'라고 인생의 의미를 생각하거나 죽음에 대한 공포를 느끼는 영적 고통……. 이런 모든 고통을 종합적으로 파악하고 조기부터 대응하는 것이 완화 의료의 기본적인 개념이다.

이것은 비단 암에만 국한된 이야기가 아니다. 현재는 '모든 병에 조기부터 완화 의료를'이라는 구호 아래 완화 간호의 개념이 확대되고 있다.

나는 퇴원한 말기 환자를 자택에서 진료하기 위해 처음 방문할 때 항상 이런 말을 한다.

"모처럼 집에 돌아오셨으니 좀 더 즐겁게 지내세요. 맛있는 음식도 드시고, 여행도 가시고, 하고 싶은 건 전부 하세요. 다만 조금 아프기는 할 겁니다. 먼저 최선을 다해 육체의 고통을 없애드리겠습니다. 영적 고통은 없애기 어려울지 모르지만, 재택 완화 간호팀과 가족의 힘으로 조금씩 없애 나가도록 합시다."

이렇게 말하면 무표정했던 환자가 살짝 웃음을 보이거

나 눈물을 흘린다. 많은 환자는 이미 이루 말할 수 없을 만큼 커다란 영적 고통을 지니고 있다. 그러나 그 사실을 깨닫는 감성을 지닌 의료인이 적은 것도 사실이다.

개와 동일시하면 화를 낼지도 모르겠지만, 사람과 마찬가지로 개에게도 영적 고통이 있다. 환자가 기르던 개가 암으로 종말기를 맞이했을 때 뭐라고 말할 수 없는 소리를 내며 짖는 모습을 보고 나는 깨달았다. '역시 개에게도 영적 고통이 있구나'라고.

그것까지 포함해 간호하는 것이 본래의 완화 의료이며, 의료인은 본래 환자가 안고 있는 고통을 느낄 수 있어야 한다. 나는 그렇게 생각한다.

진실 **16**

암의 기준은 당연히 나라에 따라 다르다

암의 오진이 그렇게 많을까?

다시 말하지만, 암이냐 암이 아니냐의 경계는 '그레이 존'이다. 결코 흰색과 검은색만이 아니며, 여러분의 상상보다 훨씬 모호하다. '명백한 암'으로 진단되는 것도 있는 반면에, 진단 과정에서 병리 전문의의 의견이 갈리는 경우도 실제로 있다. 가령 의사 20명이 같은 표본을 현미경으로 보고 20명이 "암이다"라고 말하는 것도 있지만, 11명은 "암이다"라고 말하고 9명은 "암이 아니다"라고 말하는 것도 있다. 그래도 진단을 내리기는 해야 하므로 설령 그레이 존이라고 해도 결론적으로는 '암'으로 진단해야 하는 경우가 아주 드물지만 현실적으로 존재한다.

그러나 그런 상황에서 고민 끝에 내린 판단에 대해 "틀렸다"라고 간단히 말할 수 있을까? 이렇게 말하면 일반인들은 싫어할지도 모르겠지만, 나는 이것도 '의료의 불확실성'이라고 생각한다. "암만큼 오진이 많은 병은 없다"라고 주장하는 의사가 있다. 그러나 무슨 근거로 '오진'이라고 말하는가? 그 판단이 어려운 것은 아닐까? 그레이 존이었다고 해도 악성일 가능성이 높다고 최종 판단하면 암으로 진단하고 다음 단계로 나아간다. 외과 수술을 실시할 때도 있을 것이다. 이것이 의료다. 오진인지 아닌지 알려면 그 암을 방치하고 어떻게 될지 지켜볼 수밖에 없는데, 현실적으로는 그럴 수가 없다. 의사가 이랬다가는 진짜로 고소를 당할 것이다.

그래도 병리의의 명예를 위해 덧붙이면, 병리의의 판단이 모호한 탓에 진단에 혼란이 온다는 말이 아니라 암과 비非암의 경계가 모호한 경우가 있다는 말이다.

먹는 음식이 바뀌면 암의 '형태'도 바뀐다

또 암인지 암이 아닌지 선을 긋는 기준은 당연히 나라에 따라 다르다. 외국에서는 '양성 종양'으로 보는 것을 일본에서는 '암'으로 진단하는 일도 분명히 있다. 그 대표적인 예가 대장 암이다. 일본에서는 그레이 존도 치료 대상이 된다. 그러나 미국에서는 병리 진단에서 분류하는 5단계 가운데 '그룹3'과 '그룹4'의 일부는 암으로 생각하지 않는다. 그래서 민감 보험 회사의 암 보험 대응도 달라진다. 가령 어떤 보험 회사의 암 보험은 그룹4로 분류되는 폴립을 채취해도 암으로 인정한다. 그런데 외국계 보험 회사는 그것을 암으로 인정하지 않는 듯하다. 이것은 문화의 차이, 사고 방식의 차이다. 그레이 존이라고 해도 어딘가에 선을 그어야 한다. '유사 암'도 그 중에는 진짜 암이 되는 것이 있기 때문이다. 그것이 1%라고 해도 암으로 취급하자는 것이 일본의 문화다. 한편 불과 1%라면 제외시키자는 것이 미국의 문화다.

또한 일본인의 대장 암과 미국인의 대장 암은 성격이 다르다. 위 암도, 식도 암도, 그 밖의 다른 암도 상당히 다르다. 가령 식도 암은 일본의 경우 90% 이상이 '편평상피 암'이지만 미국에서는 절반 가까이가 '샘 암'이다. 나라에 따라 먹는 음식과 생활 방식이 다르므로 암의 조직형과 악성도도 당연히 다르다. 이에 따라 선을 긋는 기준이 다른 것은 당연한 일이다. 그러므로 외국과 진단 기준이 다르다고 해서 일본의 기준이 틀린 것은 결코 아니다.

진실 **17**

'방치'가 아니라 '감시'하는 암도 있다

얌전한 갑상선 암의 기본은 '감시'

'암 방치 요법'이라는 말을 곤도 마코토 씨가 열심히 퍼트리고 있다. 내가 진찰한 환자 중에도 결과적으로 암 방치 요법이 된 경우가 가끔 있다. 본인이 치료를 완강히 거부한 경우나 고령 또는 치매 등의 이유로 치료를 할 수 없었던 경우 등이다. 이런저런 경위로 암을 전혀 치료하지 못하고 간호만 하게 되는 사람이 매년 몇 명 정도 생긴다. 다만 방치했더니 정말 오래 살았냐고 내게 물어봐도 비교를

할 방법이 없으니 뭐라고 대답할 수가 없다. 역시 암이 서서히 진행되어 결국 사망한다.

또 '방치'가 아니라 '감시'가 기본인 암도 있다. 그 중 하나가 갑상선 암이다. 또 고령자의 전립선 암 중의 일부도 마찬가지다.

갑상선은 울대뼈 아랫부분에 있는 장기다. 일반인으로서는 알기 어려운 장기인데, 기관氣管을 감싸듯이 존재한다. 갑상선 암의 대부분은 진행이 느린 대표적인 '얌전한 암'이다. 이 얌전한 유형의 갑상선 암일 경우에는 일단 수술도, 항암 치료도 하지 않고 경과를 지켜보는 '치료'를 실시할 때가 있다. 정기적으로 경과를 관찰하고, 암이 주변으로 침투할 것 같으면 그때 수술을 한다는 발상이다.

"암은 방치해야 한다"라고 일괄적으로 말하는 어리석음

고령자의 전립선 암도 잠시 경과를 지켜본다는 선택지가 있을 수 있다. 이것은 방치 요법이 아니라 'PSA 감시 요법'이라고 해서 지극히 일반적인 방법이다. 예를 들어 80세의 남성에게서 전립선 암이 조기에 발견되었다고 가정하자. 이때 전립선 암의 종양 표지자인 'PSA'가 그렇게 높지 않을 경우에는 PSA의 수치가 두 배가 될 때까지 얼마나 시간이 걸리는지(이것을 '더블링 타임'이라고 한다) 경과 관찰을 한다. 그래서 2~3년 이상 걸린다면 '아무 것도 하지 말고 그대로 상황을 지켜보게' 되며, PSA 수치가 급증해 암의 기세가 강해지는 등 감시 요법의 조건에서 벗어났을 때만(물론 환자가 치료를 희망할 경우) 치료 대상으로 삼는다. 그런 의미에서는 '방치해도 좋은 암'이라는 것도 분명히 존재한다.

다만 '방치'라는 말은 '그대로 내버려둔다'라는 의미다. 그러나 정말 방치해도 되는가 하면, 수술이나 항암 치료 등의 직극적인 치료를 하지 않을 뿐 경과를 철저히 '감시'해야 한다. 요컨대 '방치 요법'은 의료가 아니며 '감시 요법'은 의료라고 생각한다.

하물며 "암은 방치가 최선이다"라고 일괄적으로 규정하는 주장은 도저히 이해할 수 없다. 나이를 비롯해 여러 가지 이유에서 치료를 하지 않는 편이 더 나은 경우도 있을 뿐이다. 환자는 이 점을 오해하지 말아야 한다.

아직 젊은 나이이고 치료 가능한 범위에 있는 조기 암인데 '의료 부정 서적'의 이야기를 진지하게 믿고서 치료를 거부하는 환자를 많이 본다. 참신함을 무기로 책이 팔리고, 그 책에 나오는 방치 요법이라는 말이 오해를 불러 때때로 사람의 생명을 빼앗고 있다. 의사가 쓴 책의 영향으로 살릴 수 있었던 생명을 살리지 못하는 일은 본래 있어서는 안 된다. 이 책은 의사의 이름으로 그런 책이 출판된 책임을 통감하며 쓴 것이다.

진실 **18**

'암과 싸울 것인가 싸우지 않을 것인가?'에서 '어떻게 암을 상대할 것인가?'로

나이, 전신 상태, 인지 기능이 판단 기준

암을 선고받고서 치료를 받느냐 받지 않느냐는 그 사람의 삶의 자세에서도 큰 영향을 받는다고 생각한다. 수술이나 항암 치료, 방사선 치료라는 표준 치료는 받지 않지만 마음으로 싸우고 있다는 환자도 있다. 매정한 표현이지만, 솔직히 "치료의 선택은 본인의 자유"라고밖에 할 말이 없다.

다만 의사로서는 치료하는 편이 이익이 더 크다고 판단

하면 치료를 권한다. 반대로 치료를 해도 별다른 이익이 없다고 생각하면 당연히 치료를 적극적으로 권하지 않는다. 이것은 암뿐만 아니라 골절 치료 등도 마찬가지다. 요컨대 의료의 기본이다.

이때 고려해야 할 중요한 인자는 연령과 온몸의 상태, 인지 기능이다. '고령자 종합 기능 평가'CGA(Comprehensive Geriatric Assessment)라는 것이 있다. 이것은 ①일상생활 동작(보행이나 식사, 입욕, 배설 등), ②수단적 일상생활 동작(지하철을 탄다, 전화를 건다, 식사 준비를 한다, 복약 관리나 금전 관리를 한다 등), ③인지 기능, ④커뮤니케이션 능력(시력, 청력, 언어, 이해 등), ⑤정보, 기분, 행복도, ⑥사회적 환경, 가정 환경의 여섯 가지 측면에서 문제를 평가하는 것이다. 고령자의 상황을 의학적인 평가뿐만 아니라 생활 기능과 정신적인 측면 등을 포함해 종합적으로 파악하기 위한 평가 도구다.

예를 들어 85세에 조기 암이 발견되었다고 가정하자. 이 평가 도구를 사용해 그 사람의 상태를 종합적으로 평가해 점수가 어느 정도 높으면 수술을 실시하는 편이 이익이라는 판단에서 수술을 권한다. 한편 점수가 낮으면 수술을 해도 이익이 별로 없을 수 있으므로 수술을 적극적으로 권하지 않는다.

암 치료는 표준 치료라는 것이 있기는 하지만, 기본적으로 한 사람 한 사람에게 맞춘 맞춤식 치료다. 암도 저마다 다르고 환자도 개개인이 전부 다르기 때문이다. 그렇기 때문에 획일적으로 '암과 싸울 것인가 싸우지 않을 것인가?'를 결정할 수 없으며, 다면적·종합적으로 평가해 환자·가족과 충분히 이야기를 나눠야 한다.

암과의 관계성에 따라 상대법이 달라진다

나는 암과 "싸운다"라는 말을 평소에 거의 사용하지 않는다. 암을 "건드린다"라고 말한다. 혹은 "다룬다", "개입한다", "손을 댄다"라고 말할 때도 있다. "싸운다"라는 말은 어감상 조금 다르다는 느낌이 들기 때문이다. 물론 '싸운다'라는 개념을 좋아하는 환자라면 상관이 없지만, 그렇게 어깨에 힘을 줄 필요는 없다고 생각한다. '싸운다'는 것은 서양적인 발상이며, 암을 '상대하는' 쪽이 좀 더 동양적이지 아닐까 생각한다.

건드리지 않는 편이 상책일 경우도 있다. 가령 집단 요양 시설에서 활기차게 생활하고 있는 고령의 치매 환자에게서 혈변이 나와 대장 암이 발견되었을 경우, 나는 그 암을 건드리지 않을 때가 있다. 혈변의 원인이 암이고 살이 빠진 원인도 암이라 해도 그대로 암과 함께 살아가는 쪽을 권할 경우도 있다.

요컨대 암과의 관계성에 따라 어떻게 상대하느냐, 어떻게 관여하느냐가 달라진다. 결코 '암과 싸울 것인가 싸우지 않을 것인가?'의 양자 택일이 아니라, 치료를 받는다면 어떤 치료를 받을지, 표준 치료를 받지 않는다면 다른 방법으로 어떻게 암을 상대할지 선택지를 모색한다. 환자와 가족에게 가장 좋은 선택지를 모색하고 이해할 때까지 대화하는 것이 중요하다.

진실 19

지향해야 할 것은
승률을 높이는 '상대법'

'입으로 먹는다'가 대원칙

암이든 사람이든 어차피 함께 살아가야 한다면 조금이라도 좋은 관계를 쌓는 것이 바람직하다. 암 치료 중에는 생활의 질QOL과 치료 효과를 높이기 위해 실시하는 '지지支持 요법'이라는 것이 있다. 말 그대로 어차피 암과 함께 살아가야 한다면 더 좋은 관계를 쌓자는 발상이다.

영양 관리도 그 중 하나다. 암 환자라고 하면 삐쩍 마른 모습이 떠오르지 않는가? 암은 현재 만성 염증으로 여겨진다. 염증이란 발적發赤이나 부종, 발열, 동통疼痛 같은 몸의 반응을 가리킨다. 만성적으로 염증이 계속되면 암 세포에서 분비되는 'IL-6' 등의 물질이 근육을 점점 파괴한다. 특히 종말기에는 염증 반응이 강해져 근육이 감소하고, 그 결과 초라한 몰골이 되고 만다.

그러나 최근 암 치료를 받을 때의 영양 관리에 관한 연구가 진행됨에 따라 식사와 영양 보급으로 근육량을 유지하면 QOL이 높아지고 항암제 치료 효과도 향상된다는 사실이 밝혀졌다.

그렇다면 어떤 식사를 해야 할까? 먼저 장관腸管을 사용해 영양을 섭취해야 한다. 요컨대 링거 주사가 아니라 입으로 음식을 먹는 것이 매우 중요하다. 똑같은 칼로리를 섭취하더라도 링거 주사의 경우에는 장관을 사용하지 않는다. 장관은 사용하지 않으면 점점 위축되며, 이에 따라 원래 소화관에 머물러야 할 장내 세균과 독소가 혈액이나 림프액을 타고 몸 속으로 들어가 오히려 염증을 악화시킬 수 있다. 그러므로 식욕이 다소 떨어졌더라도 가급적 입으로 음식을 먹어야 한다.

또 최근에는 에이코사펜타엔산EPA이 암에 동반되는 만성 염증을 억제하는 효과가 있다고 해서 주목받고 있다.

EPA는 정어리나 고등어 같은 등 푸른 생선에 많이 들어 있다. 한때 머리가 좋아지는 음식으로 각광을 받기도 했는데, 이것이 근육을 파괴하는 물질을 억제하는 작용을 한다는 말이다.

또한 근육을 만들려면 단백질도 중요하다. 암을 효과적으로 상대하고 싶다면 EPA와 단백질을 중심으로 한 음식을 적극적으로 먹도록 노력하기 바란다.

반드시 세컨드를 둔다

'지지 요법'에서는 항상 입 안을 청결히 유지하는 것도 중요하다. 특히 항암제 치료를 받으면 입 안이 짓무르는 등의 문제가 자주 발생한다. 그리고 이 때문에 항암제 치료를 중단할 수밖에 없을 때도 있다. 이것은 영양 관리도 마찬가지여서, 영양 상태가 나쁘면 치료를 중단해야 할 수도 있다. 또 입 안에 문제가 있어서 음식을 먹을 수 없을 경우도 있다. 그러므로 평소에 치석을 제거하고 양치질을 자주 하는 등 입속을 청결히 유지하기 위해 노력해야 한다.

그리고 또 한 가지, 치료를 뒷받침한다는 의미에서 중요한 것은 뒷받침해줄 '사람'의 존재다. 가족은 물론이고 단골 의사와 단골 약국 등도 치료를 뒷받침하는 데 매우 중요한 역할을 맡는다. 권투에 비유하면 세컨드 같은 존재다. 최근의 항암제 치료는 입원이 아니라 통원 치료가 주류다. 외래 항암제실이라는 '링'에서 돌아왔을 때 따뜻하게 맞이해주는 사람이 없다면 괴로울 수밖에 없다. 단골 의사와 상담하거나 집에서 기운을 회복하기 위한 링거 주사를 맞으면서 다음 라운드에 대비해 몸 상태를 가다듬는다. 이는 효과적으로 링에 오르기 위한 비결이기도 하다.

진실 20

첫회 치료가
운명을 결정한다

진화한 수술·항암제·방사선

 암의 3대 요법은 수술과 항암제 치료(화학 요법), 방사선 치료다. 암이라는 진단을 받으면 먼저 이 세 가지 요법에 관해 주치의와 충분히 이야기를 나누자. 암이라는 말을 들은 다음날부터 고액의 건강 식품을 열심히 주문하는 사람이 가끔 있는데, 그런 대체 요법이나 민간 요법은 3대 요법을 받은 다음에 생각해야 할 문제다.

 수술과 항암제 치료, 방사선 치료 모두 하루가 다르게

진보하고 있다. 먼저 수술의 경우, 옛날에는 대부분 배를 절개하고 실시(개복 수술)했지만 최근에는 '복강경 수술'로 완치되는 사례가 늘어났다. 복강경 수술은 작게 절개한 부분으로 수술 기구와 카메라를 삽입해 수술하는 방법이다. 상처가 작은 만큼 환자의 부담도 줄어든다. 흔히 일본인은 손재주가 좋은 민족이라고 하는데, 복강경 수술은 그야말로 손재주가 중요하다. 손재주가 좋은 일본인의 내시경 검사 기술, 내시경 치료 기술은 세계 최고 수준으로 평가받는다.

뿐만 아니라 좀 더 정확한 수술을 하기 위한 의료 기기도 진보하고 있다. 그 대표적인 예가 몸 속의 영상을 보면서 로봇 팔을 조작해 수술하는 '로봇 수술'이다. 3차원 영상을 보면서 수술할 수 있고, 로봇 팔은 관절이 여러 개이기 때문에 몸 속에 삽입한 뒤에 끝부분의 각도를 바꾸는 등의 조작이 가능하다. 그래서 섬세한 기술이 필요한 수술에 적합하다. 그 밖에 카테타라는 가는 관을 혈관에 넣어 혈관 속에서 치료하는 '혈관 내 치료'와 외과 수술을 동시에 할 수 있는 '하이브리드 수술'도 늘고 있다.

항암제 치료도 크게 진화했다. 항암제에 관해서는 제4장에서 자세히 설명하겠지만, 암세포에 정밀 공격을 가하는 '분자 표적약'이 등장함에 따라 이미지가 상당히 달라졌다.

방사선 치료의 경우도 암 세포를 조준해 조사照射하는 기술이 진보했다. 그 중 하나가 '중립자선 치료'다. 중립자선은 X선이나 감마선, 양자선에 비해 치료 효과가 큰 방사선이며, 암의 형태와 위치에 맞춰 쏠 수 있다. 뿐만 아니라 암을 입체적으로 파악해 정상적인 세포에 대한 부작용을 최소한으로 억제하면서 쏘는 '강도 변조 방사선 치료 IMRT'와 '화상 유도 방사선 치료IGRT' 등의 '고정밀도 방사선 치료' 기술도 진화하고 있다.

수술 직후의 '재발'은 제거하지 못하고 남은 암

조기 암이라면 수술로 암을 제거해 근치를 지향하고, 진행 암이라면 3대 요법을 병용하는 것이 일반적이다. 그런데 여기에서 내가 꼭 하고 싶은 말이 있다. 첫회 치료가 매우 중요하다는 것이다. 첫회 치료가 운명을 결정한다고 해도 결코 과언이 아니다.

첫회 치료의 목적은 '암을 일망타진하자'이다. 이것은 단판 승부이므로 '실패하면 다시 한 번'은 있을 수 없다. 이

따금 "수술은 성공했는데 직후에 '재발'했습니다"라는 이야기를 듣는데, 이것은 첫회 수술에서 제거하지 못하고 남은 암 세포가 있었다는 말이다. 그것을 '재발'이라는 말로 에둘러 표현했다고 생각해도 무방하다.

역시 수술에는 실력 차이가 있다. 또 수술한 의사밖에 모르는 부분도 있으므로, 도중에 의사를 바꾸는 것은 가급적 피해야 한다. 그러므로 '이 사람이라면'이라고 믿고 맡길 수 있는 의사에게 첫회 치료를 받기 바란다. 이것이 중요하다.

진실 21

'암 줄기 세포 요법'의 시대로

암 세포에도 상하 관계가 있다

암을 구성하는 세포에도 인간 사회처럼 '두목'과 '부하'라는 상하 관계가 있다는 이야기는 이미 앞에서 한 바 있다. 두목은 모든 암 세포의 근원이 되는 암 줄기 세포다. 이 암 줄기 세포가 처음에 암이 발생한 '원발소原發巢'에서 다른 곳으로 '이주'한 것이 '전이소轉移巢'다.

암 줄기 세포는 두목으로서 부하들에게 "너희들, 멋대로 날뛰면 혼날 줄 알아!"라고 명령한다. 그러면 부하들은 두목의 명령에 따라 얌전히 있는다. 암 줄기 세포가 '사이토카인Cytokine'이라는 온몸을 돌아다니는 호르몬 같은 물질을 통해 지령을 내리면 이미 온몸에 퍼져 있는 부하들은 그 지령에 따라 얌전히 있는 것이다.

그런데 만약 그 두목이 수술로 제거된다면?

두목의 지령에 따라 얌전히 있던 부하들이 기회는 지금이라는 듯이 반란을 일으킬 때가 있다. 그때까지 억압받았던 데 대한 반동이라고나 할까? 아니면 두목이 제거된 데 대한 보복인지도 모른다. 어쨌든 격렬하게 날뛰기 시작할 때가 가끔 있다.

역시 인간 사회와 비슷하다는 생각이 들지 않는가?

두목이 사라지면 부하 중에서 새로운 '리더'가 탄생하기도 한다. 게다가 원래의 두목은 부하들을 잘 제어하는 등 의외로 인정이 있었을지 모르지만, 이 새로운 리더도 그렇다는 보장은 없다. 새 두목이 인정사정없이 공세를 가하는 상황도 있을 수 있다. 또 인정이 있었던 원래의 두목도 수술이나 거듭된 항암제의 공격을 받으면 성격이 달라져 공격성이 증폭되는 경우가 있다.

경험이 많은 외과의는 이런 현상을 "암이 날뛴다"라고 표현한다.

향후의 과제는 두목 찾기

부하들에게 지령을 내리는 암의 두목. 앞에서 이야기했듯이 부하들이 반란을 일으킬 때도 있으므로 부하를 처치하는 것도 물론 중요하다. 그러나 역시 먼저 두목을 처치해야 암을 전멸시킬 수 있다. 모든 암은 두목인 암 줄기 세포에서 만들어지기 때문이다. 실제로 치료를 통해 암이 치료된 듯이 보였지만 두목이 끈질기게 살아남았던 탓에 암이 재발하는 경우가 있다. 두목이 남아있다는 말은 다시 새로운 부하가 만들어진다는 뜻이다. 그러므로 먼저 두목을 찾아내 해치우는 전략을 짜야 한다.

그런데 문제는 암의 두목을 찾아내기가 쉽지 않다는 것이다. 폭력단의 두목과 달리, 누가 두목인지 쉽게 알아낼 수가 없다. 두목이라고 해서 특별히 눈에 띄는 모습인 것도 아니고, 부하들 사이에 섞여 있기 때문에 구분하기 어렵다. 이 두목을 찾아내는 방법에 관해서는 현재 연구가 한창 진행되고 있으며, 아직은 몇몇 암에 대해서만 '이 놈이 두목이다!'라고 구분할 수 있게 된 정도다.

그리고 또 한 가지 문제는 기존의 항암제나 방사선이 두목에게는 별로 효과가 없다는 점이다. 이 때문에 분명히 치료로 처치했다고 생각했는데 두목이 남아있는 경우가 있는 것이다. 그러나 두목을 처치하는 치료법도 현재 개발이 진행중이다. 아직 연구 단계이지만, 새로운 치료법이 보고되고 있다.

두목을 찾아내 공격함으로써 암을 뿌리뽑는다는 '암 줄기 세포 요법'이 확립되면 암 치료는 비약적으로 발전할 것이다.

진실 22

암 환자가 반드시
암으로 죽는 것은 아니다

나카무라 간자부로 씨의 죽음에서 배운 것

2012년 12월 5일, 가부키 배우인 나카무라 간자부로中村勘三郎(1955~2012) 씨가 식도 암으로 세상을 떠났다. 참으로 기운이 넘치고 활발한 인상을 주는 분이었기에 사망 소식을 듣고 모두가 깜짝 놀랐을 것이다.

나카무라 간자부로 씨가 받았던 치료의 개요는 다음과 같다(아사히신문 의료 사이트인 'apital' 2013년 1월 16~22일에서 인용).

먼저 간자부로 씨는 앞에서 이야기한 항암제 치료를 받았다. 이것은 식도암 2기와 3기의 표준적 치료로, 처음부터 수술을 하는 것보다 효과가 좋다는 평가를 받고 있다. 그 뒤 일단은 퇴원해 무대에 섰고, 게다가 본인이 주최한 골프 대회에서 준우승을 하는 등 건강한 모습이었기에 경과는 양호했을 것이다.

그리고 항암제 치료를 받은 지 3주 뒤, 12시간에 걸친 외과 수술을 받았다. 수술 전에 림프절 전이가 판명되어 '치료될 확률은 12%'라는 설명을 들었다고 하는데, 수술 뒤의 보고는 "절제한 조직의 단면에서 한 개의 암 세포도 발견되지 않았다"였다. 요컨대 수술 자체가 100% 성공해 암 세포를 완전히 절제했다는 말이다.

그런데 그로부터 6일 뒤에 대량의 구토를 하는 과정에서 토사물이 기관지로 들어가 갑자기 호흡 곤란에 빠졌다. 구토를 한 이유는 알 수 없지만, 이것이 흡인성 폐렴을 유발했고 이를 계기로 갑자기 전신 상태가 악화되었음은 틀림없다. 간자부로 씨의 수술 뒤 4개월은 암이 아니라 폐렴과의 싸움이었다. 수술 당시 폐가 일반인의 2/3 정도였다는 점, 수술 뒤 동맥 속에 이산화탄소가 쌓였다는 점에서 간자부로 씨의 폐는 폐 기종 또는 만성 폐쇄성 폐질환

COPD 상태였던 것으로 추측할 수 있다. 즉 최종적으로는 오랜 흡연으로 전부터 앓고 있던 폐의 병이 화를 불러 의사의 노력에도 불구하고 결국 폐렴을 극복하지 못했다는 말이다. 애초에 식도 암의 가장 큰 원인이 흡연과 음주다.

수술이 100% 성공해도 죽을 수 있다

간자부로 씨의 죽음에 대해 곤도 의사는 "의사들에게 무참히 살해당했다", "암 치료가 간자부로 씨의 목숨을 빼앗았다"라고 주장한다. 그러나 나는 그렇게 생각하지 않는다. 실제로 항암제 치료와 수술 모두 문제없이 성공했다. 항암제도 분명히 효과가 있었고, 수술로 암을 완전히 절제하는 데 성공했다. 그러나 그 뒤의 폐렴을 극복하지 못했다. 수술은 성공했지만 수술 뒤의 합병증으로 폐렴에 걸리는 일은 실제로 있으며, 그 폐렴이 낫지 않는 일도 충분히 있을 수 있다. 즉, 암 환자의 사인이 반드시 암인 것은 아니다.

만약 수술을 하지 않았다면 조금 더 오래 살았을 가능성은 있을 것이다. 그러나 그것은 어디까지나 결과론이다. 해보지 않고는 알 수 없으며, 결과가 전부다. 참으로 안타까운 결과였지만 "그것이 의료의 불확실성입니다"라고밖에 할 말이 없다.

항암제 치료와 수술 모두 그 자체는 문제가 없었으므로 "하지 않는 편이 나았다"라는 말은 어디까지나 결과론이며, 이 경우는 비겁한 논리다. 그렇다면 역시 식도 암 수술을 받고서 건강을 되찾은 가수 구와타 게이스케桑田佳祐 씨의 사례는 어떻게 설명할 것이냐고 묻고 싶다. 나는 간자부로 씨와 일면식도 없지만, 곤도 씨의 책을 읽고서 이것은 치료에 관여한 수많은 의료인에 대한 모독이라고 느꼈다. 나 같은 동네 의사로서는 도저히 이해할 수가 없다. 그런 점이 독자들에게 먹혀든 것이겠지만, 나는 이것이 곤도 씨 이론의 파탄을 상징하는 설명이라고 느꼈다. 그리고 무엇보다 주치의를 신뢰하고 자신의 목숨을 맡긴 간자부로 씨에 대한 예의가 아니라고 생각한다.

진실 **23**

방사선 치료라는 선택지도 있다

미국의 방사선 치료 비율은 60%, 일본은 25%

간자부로 씨의 죽음에 관해 항암제 치료도, 수술도 문제는 없었다고 생각하지만 딱 하나 마음에 걸리는 점이 있다. '어쩌면 방사선 치료의 여지는 있지 않았을까?'라는 것이다. '어쩌면'이라든가 '만약' 같은 이야기는 좋아하지 않지만, 그래도 잠깐 언급하고 넘어가야겠다.

비단 간자부로 씨의 경우뿐만 아니라, 일본에서는 방사선 치료의 인지도가 그 효능에 비해 아직 낮다는 느낌이

든다. 엄연히 3대 요법의 하나임에도 어째서인지 수술이나 항암제 치료에 비해 인지도가 떨어진다. 특히 문제는 암을 다루는 의사조차도 마찬가지라는 점이다.

그러나 방사선 치료는 매우 우수한 치료법이다. 무엇보다 수술이나 항암제 치료를 받다 죽는 일은 있어도 방사선 치료를 받다 죽는 일은 거의 없다. 안전하고 고통이 없는 치료법인 것이다. 장기를 잘라내지도 않고, 앞에서도 말했듯이 최근에는 다른 정상적인 장기를 손상시키지 않도록 정밀 조사照射하는 기술이 크게 발전했다.

그런데 일본에서는 이런 방사선 치료의 지위가 매우 낮다. 미국에서는 암에 걸렸을 때 방사선 치료를 받는 비율이 60%로 절반이 넘지만, 일본의 경우는 25% 정도다. 일본인은 옛날부터 수술을 좋아한다. 손재주가 좋아 수술을 잘하기 때문일까? 또 수술이 드라마틱한 데 비해 방사선 치료는 기계를 설정하고 단추를 누르기만 하면 끝이다. 그런 조금은 수수한 인상이 방사선 치료의 확대를 가로막는 요인인지도 모르겠다.

환자 자신이 정보를 구해야 한다

가장 큰 문제는 방사선 치료의의 숫자가 적다는 점이라고 생각한다. 일본에는 약 30만 명에 이르는 의사가 있는데, 2012년 8월 현재 방사선 치료 전문의의 수는 불과 930명이다. 두 명 중 한 명이 암에 걸리는 시대인데 지나치게 적은 숫자라고 생각하지 않는가?

이렇게 숫자가 적은 가장 큰 이유는 대우 문제가 아닐까 싶다. 방사선 치료 기기는 매우 고가여서, 한 대당 수억 엔에 이른다. 그런데 그 기기를 담당하는 의사에 대한 수진 보수는 1시간당 500엔 정도밖에 안 된다고 한다. 한편 방사선과의 또 다른 역할인 화상 진단의 경우에는 CT 화상을 1장 촬영할 때마다 2,000엔을 받는 등 치료의보다 돈을 잘 번다. 그래서 대부분의 방사선과 의사가 치료의가 아닌 진단의를 지향한다. 실패했을 때 소송에 휘말릴 리스크는 아마도 치료의가 더 높다. 이렇게 리스크는 높으면서 돈도 벌지 못하는데 누가 방사선 치료의를 지망하겠는가?

이렇듯 방사선 치료는 말로만 암의 3대 요법이지 현실을 들여다보면 '3대大'와는 거리가 멀다. 이런 문제를 해결하려면 역시 방사선 치료의의 대우부터 개선해야 하지 않을까? 나는 정부가 방사선 치료의 보급을 강력하게 추진해야 한다고 생각한다.

또 환자는 방사선 치료라는 선택지는 없을지 스스로 정보를 구해야 한다. 경우에 따라서는 방사선 치료 대상임에도 선택지로 제시받지 못할 때가 있기 때문이다. 현재의 암 의료에서는 주치의가 치료의 코디네이터 역할을 한다. 그러나 그 주치의가 외과, 화학 요법과, 방사선과와 긴밀하게 연대하고 있는가 하면 그렇지 않을 때도 있다.

진실 **24**

'면역 요법'은 미지의 치료법

'효과가 있다'고는 말할 수 없지만
효과가 없다'고도 말할 수 없는 '면역 요법'

　면역력을 높여서 암 세포를 억제한다는 '암 면역 요법'이라는 치료법이 있다. 면역은 몸 속에 이물질이 침입했을 때 발동되는 방어 시스템이다. 항간에는 실로 다양한 면역 요법이 있는데, 그 중에서도 대표적인 것은 ①몸 속에 암 세포가 존재함을 면역 시스템에 알려서 면역력의 활성화를 꾀한다는 '암 백신 요법', ②면역 세포를 몸 밖에서 배양·활성화한 뒤 몸 속으로 돌려보내는 '면역 세포 요법',

③면역 세포를 활성화하는 '사이토카인'이라는 물질을 몸속에 투여하는 '사이토카인 요법'의 세 가지다.

내가 지금까지 진료한 말기 암 환자 중에도 면역 요법으로 치료를 받는 사람이 가끔 있었다. 그러나 '면역 요법이 효과가 있구나'라는 느낌이 조금이라도 든 경우는 안타깝지만 한 번도 없었다. 물론 이것은 결코 많다고는 할 수 없는 나의 개인적인 경험일 뿐이다. 100명도 되지 않는 숫자이므로 모집단이 적은지도 모른다. 나의 재택의 동료 역시 나와 같은 의견이기는 하지만, 면역 요법이 효과가 있었다는 이야기도 간접적으로는 들은 적이 있으므로 그 중에는 효과를 본 사람도 있을 것이다. 항암제 치료 뒤에 면역력이 떨어지는 바람에 감염증에 걸려 사망하는 일은 충분히 일어날 수 있다. 그러므로 면역 기능이 중요함은 틀림없다. 다만 어느 정도 중요하냐고 묻는다면 대답하기가 곤란하다. 이것은 사람에 따라, 암에 따라 상당히 다르다고 생각한다.

한편 "잘 웃는 사람은 암이 쉽게 재발하지 않고, 잘 화내는 사람은 암이 쉽게 재발한다"라는 말이 있는데, 이것도 어느 정도는 그렇다고 생각한다. 암 면역이라는 학문 분야도 있듯이 현재 연구가 진행중인 상태인데, 지금으로서는 면역 요법이 "효과가 있다"라고는 말할 수 없지만 "효과가 없다"라고도 단언할 수 없지 않을까 싶다.

카레집에 가서 라면에 관해 물어보자

내가 '면역 요법'을 완전히 부정하는 것은 결코 아니다. 다만 암 말기가 되어서 면역 요법에 휘둘리는 환자를 보면 솔직히 마음이 복잡해진다. 1회 20만 엔, 혹은 1회 100만 엔(가격도 다양하다)이나 하는 면역 요법을 받으려고 택시를 타고 가서 완전히 체력을 소모한 채로 돌아오는 환자. 그 환자를 뒷받침하는 사람은 재택의와 방문 간호사다. 면역력을 높이기 위한 치료를 받으러 가서는 완전히 지쳐서 돌아오는 모습을 보면 본말 전도가 아닌가 하는 생각도 든다. 그러나 마지막 순간까지 면역 요법에 의지하는 환자가 적지 않다. 지푸라기라도 잡고 싶은 심정은 분명 이해한다. 다만 '암이 낫는다'라는 안이한 광고 문구에 휘둘리지는 말기 바란다. 암은 어떻게 상대하느냐가 중요하지 비싸다고 효과적인 것은 아니다.

면역 요법을 실시하는 클리닉에 가서 "면역 요법으로 암을 고칠 수 있습니까?"라고 물으면 당연히 좋은 대답이 돌아올 수밖에 없다. 이것은 라면집에 들어가서 "여기 라면 맛있나요?"라고 묻는 것과 같다. 항암제 치료나 수술도 마찬가지다. 그 라면에 관해 알고 싶으면 조금 돌아서 가더라도 한 번쯤 전통 깊은 카레집에 가서 물어보면 어떨까? 세컨드 오피니언은 아니지만, 치료 문제로 망설여진다면 당사자 말고 지식이 풍부한 제3자에게 물어보기 바란다. 쉽게 말해서 단골 의사다. 그리고 스스로 열심히 공부하고 곰곰이 생각한 다음에 행동하기 바란다.

진실 25

'문지기'가 배신할 때도 있다

**암 세포를 먹고
킬러 세포에게 지령을 내리는 '마크로파지'**

면역력을 높여 암을 억제하는 면역 세포를 몸 밖에서 배양·활성화시킨 다음에 다시 몸에 집어넣는다는 '면역요법'. 이론적으로는 고개가 끄덕여지는데 실제로 "효과가 있었어!"라는 환자가 좀처럼 없는 이유는 무엇일까?

그 이유 중의 하나로 '마크로파지의 배신'이 있다. 무슨 말인지 잘 이해가 안 되는 분이 많을 텐데, 먼저 마크로파지macrophage란 무엇인가부터 설명을 시작하겠다. 마크로파지는 몸 속에 침입한 '적'을 먹어치우는 세포다. 대식 세포, 탐식 세포라고도 부른다. 이 마크로파지는 암 세포도 먹어치운다. 최근의 연구에서는 방사선 조사 등을 통해 암 세포를 죽이면 림프절의 입구에서 기다리고 있던 마크로파지가 림프액을 타고 온 죽은 암 세포를 먹으며, 또한 암 세포를 직접 공격하는 NK세포에게 자신이 먹은 암 세포의 정보를 전달하고 암 세포를 죽이라는 지령을 내린다는 사실도 밝혀졌다. 상당히 마음 든든한 존재다.

마크로파지는 이른바 '문지기'나 '가드맨'과 같은 역할을 하는 것이다. 그래서 마크로파지를 활성화하면 암에 대한 면역력을 높일 수 있지 않을까 하는 연구도 진행되고 있다.

면역 요법이 이론대로 되지 않는 이유

이와 같이 마크로파지는 암 세포를 먹고 적의 정보를 알려주는 아군인데, 때때로 주인을 배신하고 암 세포를 통과시키기도 한다. 이것을 '마크로파지의 배신'이라고 한다. 몸이 상처를 입거나 염증이 일어나면 마크로파지가 모여들어 세포를 안전한 장소로 이동시키거나 성장을 촉진하는 물질을 방출한다. 그런데 암 줄기 세포의 요청에 대해서도 마찬가지로 '도움'을 줄 때가 있다. 인간 사회로 치면 경비를 보고 있는 문지기에게 "나 좀 통과시켜줘"라며 돈을 쥐어주고 안으로 침입하는 꼴이다. 요컨대 암은 뇌물을 건네서 문지기까지 자신의 편으로 만들 때가 있다는 말이다. 이 이야기는 다치바나 다카시立花隆 씨의 저서《암, 생과 사의 수수께끼에 도전하다》에 자세히 소개되어 있는데, 암이 이렇게까지 교활한 짓을 하는구나 하는 생각에 놀라게 된다.

그러나 암은 마크로파지를 자신의 편으로 만드는 매우 고도의 공작을 펼치는 반면에, 머리가 안 돌아가는 구석도 있다. 인간이 죽을 때까지 계속 증식한다는 것이다. 인간이 죽으면 당연히 암도 살아남을 수 없으므로 적당한 선에서 멈추면 좋을 것을, 무한정 증식하는 바람에 자신도 죽고 만다. 암은 이와 같이 깜짝 놀랄 만큼 현명한 것 같으면서도, 장기적으로 보면 조금 머리가 나쁜 존재다.

어쨌든, 자신의 림프구를 꺼내 "암 세포를 공격하도록!"이라고 열심히 교육을 시켜도 몸 속에 넣었더니 암 세포의 유혹에 굴복하고 마는 것은 아닐까 하는 생각을 전부터 어렴풋이 했는데, 면역 요법이 이론과 같은 결과를 좀처럼 내지 못하는 배경에는 이런 복잡한 힘 관계도 있는 것이 아닐까? 왕진을 하러 가면서 이런 망상에 빠지곤 한다.

4장

항암제의 진실

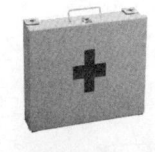

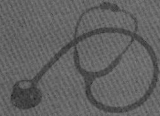

항암제도 독이다. 고로 지나치게 믿어서는 안 된다.
항암제가 잘 듣는 암에만 써야 하며, 기본적으로 항암 치료는 암을 고치는 의료가
아니라 완화 의료다.

진실 26

독으로 독을 제압한다

암을 치료하는 것이 아니라 연명이 목적

'항암제'라는 이름을 들으면 많은 사람은 '암을 치료하는 약'이라고 생각할지 모른다. 아무래도 환자가 생각하는 항암제와 우리 의사가 생각하는 항암제는 상당히 다른 것 같다는 생각이 든다.

의사가 생각하는 항암제의 이미지는 '독'이다. 왠지 무서운 표현이지만, 독으로 독을 제압한다는 것이 항암제 치료의 정체다. 암에 '저항하는' 약이므로 암 세포를 공격하는 것은 틀림없다. 그러나 혈액을 통해 온몸으로 퍼지며,

동시에 온몸의 정상적인 세포도 공격한다. 항암제 치료에 머리카락이 빠지거나 온몸의 권태감을 느끼거나 구내염이 생기는 등의 부작용이 따르는 것은 이 탓이다. '그래도 최종적으로 암을 치료해준다면……'이라고 기대하는 사람도 있을 터인데, 그런 사람에게는 정말 미안하지만 항암제 치료는 암을 고치는 치료가 아니라 연명延命을 위한 치료다.

이렇게 말하면 '하지만 항암제 치료를 받고 암이 나은 사람도 있잖아?'라고 생각할지도 모르는데, 그렇게 말하는 사람에게 다시 이야기를 들어보기 바란다. 아마도 대부분은 조기 발견·조기 치료로 암을 제거한 뒤에 '확인 사살'의 의미로 항암제 치료를 받은 사람일 것이다. 어쩌면 암의 99%를 수술로 제거하고 나머지 1%를 항암제로 운 좋게 없앤 경우일 수도 있다. 아니면 백혈병의 일부이거나.

다만 연명이라는 말을 그렇게 부정적으로 받아들일 필요는 없다. 의료는 모두 연명을 위한 것이며, 항암제 또한 그런 의료의 하나다. 동네 의사로서 재택 의료를 하다보면 최후의 순간까지 항암제 치료를 계속하는 사람이 종종 있다. 많은 사람이 항암제에 대해 잘못된 이미지를 가지고 있다. 물론 '끝까지 치료를 계속하고 싶다'라는 의견은 존중한다. 그러나 항암제 치료가 암을 '고치는' 치료가 아니라는 사실은 환자 여러분도 분명히 알아뒀으면 한다.

세계에서 항암제를 가장 많이 사용하는 나라

옛날에 항암제 치료 전문가가 나에게 "항암제 치료는 복권 같은 거야. 때때로 대박이 터지곤 하지"라는 말을 했다. 그래서 "당첨 확률이 얼마나 됩니까?"라고 물으니 "열 명 중 한 명 당첨되면 성공이 아닐까?"라고 대답했다.

실제로 항암제는 환자 중 20%에게 효과가 있으면 인가를 받는다. 야구의 타율과 비슷해서, 3할을 치면 일류 선수이고 2할이면 충분히 경기에 나올 수 있다.

그렇다면 항암제의 효과는 어떻게 측정할까? 가장 알기 쉬운 방법은 화상 검사를 해서 암이 작아졌는지 보는 것이다. 암이 사라졌으면 '저효著效', 절반 이하로 줄어들었으면 '유효有效'라고 하며, 이 둘을 합쳐서 '주효奏效'라고 한다. 즉 완전히 사라지지 않더라도 작아지면 '항암제의 효과가 있다'고 간주한다는 말이다. 그리고 그 비율이 20% 이상이면 항암제로 인정받는다.

전 세계 항암제 사용량의 25%가 일본에서 사용되고 있다고 한다. 전 세계 인구의 2%에도 미치지 못하는 일본에서 말이다. 일본인은 의사든 환자든 항암제를 참으로 좋아하는 국민인 것 같다.

진실 **27**

가까운 미래에 '분자 표적약'이 주역이 될 것이다

'융단 폭격'과 '정밀 폭격'

항암제는 크게 두 그룹으로 나눌 수 있다. 세포의 DNA에 직접 작용해 암 세포의 증식을 방해하는 기존의 '항암제'와 암의 증식에 관여하는 분자만 공격하는 '분자 표적약'이다. 현재 항암제는 70종류 정도이고, 분자 표적약은 20종류 정도가 사용되고 있다.

이 두 가지를 흔히 '융단 폭격'과 '정밀 폭격'에 비유한다. 기존의 항암제는, 간단히 말하면 분열·증식이 빠른 세포를 공격하는 것이다. 암 세포의 DNA도 손상시키지만 정상적인 세포도 무차별적으로 공격한다. 특히 머리카락이나 점막 등 분열과 증식이 활발한 세포는 피해를 입을 확률이 높다. 그래서 융단 폭격이다. 암 세포의 증식을 억제하는 힘과 정상적인 세포에 입히는 피해의 균형 위에서 성립한다.

한편 분자 표적약은 DNA에 직접 작용하지 않고 암 세포가 증식하기 위해 방출하는 화학 물질을 정밀 공격한다. 암 세포를 효율적으로 저격하기 때문에 부작용이 적다는 잇점이 있다. 다만 정상적인 세포에도 표적이 되는 분자가 조금은 있기 때문에 부작용이 전혀 없을 수는 없다.

여기까지 읽으면 기존의 항암제보다 분자 표적약이 우수함을 알 수 있을 것이다. 실제로 분자 표적약이 등장한 뒤 항암제 치료의 이미지가 크게 바뀌었다.

세 가지 유형의 분자 표적약

현재 사용되고 있는 분자 표적약은 다음과 같이 크게 세 가지로 나뉜다.

• 신호 전달 억제제

암 세포는 끊임없이 분열·증식하는데, 이때 '신호 전달'이라고 해서 자신과 같은 세포를 한없이 증식시키는 신호를 발신한다. 이 신호 전달을 공격함으로써 암 세포의 증식을 억제하자는 것이 이 유형의 약의 개념이다. 대표적인 신호 전달 억제제로는 폐 암에 사용되는 '이레사'와 '타세바', 백혈병에 사용되는 '글리벡', 대장 암에 사용되는 '아비탁스', '벡티빅스' 등이 있다.

• 혈관 신생 억제제

세포는 혈관을 흐르는 혈액으로부터 영양과 산소 등을 보급받는다. 끊임없이 증식하는 세포는 더 많은 영양이 필요하기 때문에 스스로 새로운 혈관을 만든다. 이것을 '혈관 신생'이라고 한다. 이 새로 만들어지는 혈관을 공격해 암 세포에 영양이 공급되지 못하게 하자는 약이 혈관 신생 억제제다. 요컨대 보급선을 끊는 것이다.

이 유형의 유명한 약은 대장 암에 사용되는 '아바스틴' 등인데, 이 약만으로는 암 세포를 죽일 수 없기 때문에 일반적으로 다른 항암제와 병용한다.

• 멀티 타깃 항암제

이름 그대로 복수의 분자에 작용하는 분자 표적약이다. 여기에 해당하는 것이 신장 암에 사용되는 '수텐트'와 '아피니토' 등이다.

분자 표적약의 개발은 아직 진행중이며, 현재도 수많은 신약이 개발되고 있다. 분자 표적약은 가까운 미래에 항암 치료의 주역이 될 것이다.

진실 28

항암제가 잘 듣는 암과 잘 듣지 않는 암이 있다

항암제의 효과는 암의 종류에 따라 다르다

항암제는 기본적으로 연명 치료를 위해 사용하는 것이라고 말했는데, 혈액의 암은 항암제로 치료하는 경우도 드물지만 있다.

항암제에는 효과가 있는 암과 효과가 별로 없는 암이 있다. 대략적으로 나누면 다음과 같다.

- 항암제로 완치될 가능성이 있는 암

…급성 백혈병, 악성 림프종, 고환 종양 등

- **증상의 진행을 늦출 수 있는 암**
…유방 암, 난소 암, 폐 암, 위 암, 대장 암, 자궁 암, 갑상선 암, 전립선 암, 골수종 등

- **항암제의 효과가 별로 없는 암**
…뇌 종양, 신장 암, 췌장 암, 간 암 등

이것은 어디까지나 내 경험에 바탕을 둔 개인적인 견해다. 다만 암의 종류에 따라 효과가 있는 것과 효과가 별로 없는 것이 있다는 점은 꼭 알아두기 바란다. '의료 부정 서적'을 읽고서 항암제는 암을 치료하지도 생명을 연장시켜주지도 못한다며 항암제 치료를 중단하는 환자도 있는데, 모든 암을 다 똑같이 생각해서는 안 된다. 또 최근에는 분자 표적약의 등장으로 지금까지 항암제의 효과가 별로 없다고 생각되었던 암의 경우도 사정이 상당히 달라지고 있다.

항암제 치료의 연령 제한은?

폐 암과 위 암 등 항암제로 진행을 늦출 수 있는 암이라고 해서 무조건 항암제 치료를 권하지는 않는다. 항암제 치료를 받기 위한 전제 조건은 치료를 견딜 수 있는 체력이다. 나는 자신의 발로 걸어서 병원에 다닐 수 있을 것, 정상적으로 식사를 할 수 있는 상태일 것이 항암제 치료의 기본 조건이라고 생각한다.

지금은 장수 시대라서 90세를 넘어서도 암이 발견될 때가 있다. 애초에 나이를 먹는다는 것 자체가 암 발생의 커다란 요인 중의 하나이므로 오래 산다는 것은 암에 걸릴 확률이 높아진다는 의미다. 그런데 90세를 넘겨서 암이 발견된 환자 중에도 항암제 치료를 희망하는 분이 있다. 항암제가 암을 치료해준다는 오해 때문일까? 그러나 다시 한번 말하지만 항암제는 연명을 위한 치료다. 그리고 충분한 체력이 없으면 연명은 고사하고 오히려 수명을 단축시키는 결과가 될 수 있다.

항암제 치료에 명확한 나이 제한이 있지는 않다. 대규모 항암제 임상 실험은 대체로 똑바로 걸을 수 있고 정상적으로 음식을 먹을 수 있는 환자를 대상으로 한다. 그런데 똑바로 걸을 수 있고 정상적으로 음식을 먹을 수 있지만 나이가 90세라면 어떨까? 역시 나이라는 요소를 무시할 수 없다.

항암제가 효과가 있는지 없는지는 암의 종류는 물론이고, 환자 자신의 상태와도 커다란 관계가 있다. 고령자의 경우, 만약 치료를 한다면 항암제보다 가급적 방사선 치료나 호르몬 치료 등 다른 치료법을 생각하는 편이 좋을 것이다.

진실 **29**

완화 의료는 항암 치료의 기본

다양한 부작용

항암제 치료에는 부작용이 따르는 법이다. 어떤 약이든 부작용이 있기 마련인데, 항암제의 경우에 괴로운 부작용이 많다. 기존의 항암제에 비해 부작용이 적다고 하는 분자 표적약조차도 역시 부작용이 있다.

항암제 치료 과정에서 발생하는 주요 부작용을 하나하나 살펴보자.

- **골수 억제**…골수에서 백혈구나 혈소판, 적혈구를 만드는 힘이 저하된다. 백혈구가 500 이하가 되면 감염의 위험성이 높아지기 때문에 백혈구를 늘리는 약을 주사한다. 혈소판이 줄어들면 혈소판 수혈을 실시한다.
- **미각 장애**…혀에 있는 미뢰味蕾라는 미각 센서가 장애를 일으킨다. 감칠맛을 잘 느끼지 못한다, 단맛과 짠맛의 균형이 엉망이 된다, 쇠맛이 나는 등의 다양한 증상이 나타나며 잘 낫지 않는 부작용이다.
- **구내염**…면역력이 저하되기 때문에 입 속이 헐며 통증을 동반한다.
- **식욕 부진**…식욕이 떨어져 음식을 먹지 못하면 체력이 저하되어 치료를 계속할 수 없게 될 때도 있다. 미각 장애나 구내염도 식욕 부진의 원인이 된다.
- **구역질・구토**…예전에는 항암제의 부작용이라고 하면 구역질이 많았는데, 구역질을 억제하는 좋은 약이 나와 그다지 걱정할 필요가 없어졌다. 구역질・구토를 많이 유발하는 항암제를 사용할 경우에는 예방적으로 구토 억제제를 사용하면 효과적이다.
- **설사와 변비**…장의 점막이 손상되어 설사나 변비가 나타나기도 한다.

- **온몸의 권태감**…온몸이 노곤한 등 권태감을 호소하는 사람이 많다. 암의 진행에 따른 영향인지, 항암제의 부작용인지, 불안감이나 스트레스가 원인인지 파악하는 것이 중요하다.
- **피부나 손발톱의 장애**…항암제의 종류에 따라서는 링거 주사가 새면 큰일이 날 수도 있다. 또 피부 습진이나 손발톱 주변의 염증, 따끔따끔한 통증 등을 동반할 경우도 있다.
- **말초 신경 장애**…손발 저림. 잘 낫지 않으며, 강한 통증을 동반해 진통제를 사용해야 할 경우도 있다.
- **간질성 폐렴**…폐의 '간질'이라는 부분이 염증을 일으키는 병. 호흡 곤란이 시작되어 단숨에 악화될 때가 있기 때문에 조기 발견이 중요하다.

참지 말고 조기에 완화 의료의 도움을 받자!

항암제는 다양한 부작용을 일으킨다. 사용하는 약의 종류에 따라 어느 정도는 예측할 수 있으므로 충분히 대책을 세울 수 있지만, 증상이 나타나는 방식은 사람에 따라 다양하다. 통증이나 괴로움은 끌어안지 않는 것이 중요하다.

'암이라는 진단을 받은 순간부터 완화 의료'라는 이야기를 제3장에서도 했다. 신체적인 통증도, 마음의 통증도, 혹은 사회적·영적 통증도 완화시켜주는 것이 의사가 할 일이다. 그 방법은 약뿐만 아니라 이야기 들어주기, 아로마테라피, 음악, 터치 케어 등 다양하다.

의사가 "완화 의료를……"이라고 말을 꺼낸 순간, 환자나 그 가족이 "의사가 벌써부터 암 치료를 포기하고, 완화라는 말을 입 밖에 내다니 부끄럽지도 않소?", "나는 끝까지 암과 싸우고 싶은데 완화 의료라니 무슨 소리요!"라고 화를 내는 경우가 가끔 있다. 그러나 그것은 오해다. 모든 고통에 완화 의료로 대응하는 것이 오늘날의 상식이다. 완화 의료를 충분히 실시하면서 항암제 치료를 하는 편이 치료 효과가 좋다.

진실 30

'맞춤형'이라고 해도 예측은 예측

유전자를 조사하면 효과를 예측할 수 있다

항암제가 효과가 있을지 없을지, 또 괴로운 부작용이 얼마나 발생할지는 환자에 따라 다르다. 그러나 암 조직이 지닌 유전자를 조사해 어느 정도는 치료 효과를 예측할 수 있게 되었다. 게다가 전이나 재발의 가능성도 그것을 관장하는 암 조직의 유전자 이상을 조사해 어느 정도 예측할 수 있다.

몇 가지 구체적인 예를 소개하겠다. 먼저 암 중에서도

사망률이 가장 높고 특히 남성 사이에서 급격히 증가하고 있는 폐 암의 경우에 'EGFR'과 'K-RAS'라는 두 가지 유전자에 이상이 있느냐 없느냐에 따라 수명에 큰 차이가 나타난다. K-RAS 유전자의 변이가 있으면 평균 생존 기간은 15개월, EGFR 유전자의 변이가 있으면 27개월이라는 데이터가 있다. 또 췌장 암의 표준 치료에 사용되는 항암제로 '젬자'라는 약이 있는데, '데옥시시티딘키나아제DCK'라는 효소가 암 속에 없으면 젬자는 효과가 없다는 사실이 밝혀졌다. 또 젬자는 비교적 부작용이 적다고 알려진 약이지만 그 중에는 강한 부작용을 호소하는 환자도 있는데, 이는 '티미딘 데아미나제'라는 효소가 있느냐 없느냐에 따라 부작용의 확률을 예측할 수 있다. 췌장 암의 경우는 'TS-1'이라는 먹는 항암제도 자주 사용되는데, 이 경우 'DPT'라는 효소를 가지고 있느냐 없느냐가 중요하다. 이 효소가 적은 사람은 부작용이 나타날 확률이 높다.

그 밖에 식도 암이나 인두암에 걸려서 수술이냐 화학 방사선 요법(항암제+방사선 치료)이냐를 선택해야 할 때, 사실은 유전자 검사를 하면 어느 쪽이 더 효과적인지 사전에 예측할 수 있다. 'P53 유전자'는 방사선의 효과를 좌우하며, 'ERSS 유전자'는 '시스플라틴'이라는 항암제, 'DPD 유전자'는 'TS-1'이나 '5-FU'라는 항암제의 효과를 결정한다. 그러므로 이 유전자들을 조사하면 치료 효과나 부작용을 사전에 예측할 수 있다.

다만 100% 예측은 불가능하다

조금 어려운 용어가 많이 나왔는데, 요는 암 조직의 유전자를 조사함으로써 '맞춤형 항암제 치료'가 가능해졌다는 말이다.

다만 이를 위해서는 암 조직의 유전자 이상과 환자 개인의 유전자 정보를 상세히 조사해야 한다. 그리고 여기에는 돈과 수고가 들어간다. 건강 보험이 적용되지 않아 자비로 검사할 수밖에 없는 경우도 있다. 또 큰 병원이나 암 센터에서는 아직 이런 검사를 거의 실시하지 않고 있다. 모든 환자의 유전자를 조사해 맞춤형 치료를 하기에는 비용과 시간이 너무 많이 들어가기 때문이다.

여기에 돈이나 수고 문제는 둘째 치고라도, 유전자를 상세히 조사한다고 해서 항암제의 효과나 부작용의 여부를 완전히 예측할 수 있는가 하면 안타깝지만 그렇지도 않다. 어느 정도는 예측할 수 있다. 그러나 어디까지나 예측은 예측일 뿐이다. 100% 정확히 예측할 수는 없다. 요컨대 확률의 문제다. 표준 치료에서 맞춤형 치료로 조금씩 바뀌고 있다고는 하지만, 예측이 빗나갈 경우도 있다.

진실 31

종양 표지자에 일희일비하지 말자

암의 동향을 가르쳐주는 종양 표지자

치료 결과 종양 표지자가 하락하면 당연히 기쁘기 마련이다. "항암제 치료로 종양 표지자가 하락했습니다!"라고 활짝 웃으며 보고하는 환자를 매일 같이 본다.

그러면 먼저 종양 표지자에 관해 설명하도록 하겠다. 종양 표지자는 그 이름처럼 암의 존재와 동향을 나타내는 지표다. 암 세포에서 혈액 속으로 방출되는 물질을 통해 측정한다. 대장 암의 경우에는 'CEA', 췌장 암의 경우는 'CA19-9', 난소 암의 경우는 'CA125', 폐 암의 경우는 'CYFRA', 전립선 암의 경우는 'PSA' 등 각각의 암에 대응하는 다양한 종양 표지자가 있다. 얼굴빛이나 체격만으로는 암이 진행되고 있는지 어떤지 알 수 없을 때가 있기 때문에 종양 표지자가 상승했는지, 하락했는지, 어느 정도 속도로 변하고 있는지가 상황을 판단하는 데 크게 도움이 된다.

참고로 "암이 있는지 없는지 혈액으로 검사해주시오"라고 말하는 사람이 있는데, 전립선 암의 PSA를 제외하면 종양 표지자로 암을 조기 발견하기는 불가능하다. 종양 표지자는 어디까지나 이미 암으로 확정된 사람의 치료와 경과에 도움을 줄 뿐이다.

암이 '반격'할 때도 있다

종양 표지자는 당연히 상승하기보다 하락하는 편이 좋다. 그러므로 치료 뒤에 종양 표지자의 수치가 하락했다면 물론 좋은 소식이다. 그러나 재택 의료로 수많은 환자를 진료하다보면 종양 표지자의 저하와 연명이 반드시 일치하지는 않는다는 생각을 버릴 수 없다. "항암제 치료로 종양 표지자가 하락했어!"라고 기뻐한 것도 한순간, 암이 다시 활동을 시작해 전에 없던 기세로 종양 표지자가 상승하는 일도 있기 때문이다. 그리고 1개월도 지나지 않아 세상을 떠난 사례도 있었다. 한편 항암제 치료도 그만두고 특별히 적극적인 치료를 받지 않은 채 집에서 요양하는 환자의 종양 표지자를 측정해보면 대개는 서서히 상승하지만, 그 중에는 어느 지점에서 멈추거나 아주 드물지만 자연스럽게 떨어지는 시기도 있다. '측정을 잘못했나?'라고도 생각했지만 2~3개월 연속으로 하락하는 일도 있었다.

종양 표지자의 동향을 살펴보면 결코 일정하지 않음을 깨닫는다. 태풍의 진행 속도가 시시각각으로 변화하는 것과 비슷하다. 암과 항암제의 싸움은 단순한 게임처럼 진행되지 않는다. 좀 더 복잡해서, 그때그때마다 전황이 변화한다.

항암제에 당하고 있던 암이 어떤 계기로 반격에 나섰을 때의 기세는 때때로 엄청나다. 그렇게 되면 처음에 효과가 있었던 항암제도 더는 효과가 없게 된다. 암을 공격할 때는 그런 '반격'도 각오해야 한다.

종양 표지자가 계속 상승하면 역시 '이제 얼마 안 남았구나'라는 생각이 들 수밖에 없는데, 상승하던 수치가 어느 지점에서 멈추거나 오히려 떨어지는가 싶다가 갑자기 다시 상승하는 등 실로 종잡을 수 없다. 그러므로 종양 표지자의 수치에 일희일비하지 않는 편이 좋다.

진실 32

항암 치료, 망설여지면 쉬어도 된다

조금 쉬고 나서 다시 생각하는 것도 하나의 방법

항암제 치료를 계속하다보면 때때로 망설이게 되거나 치료로부터 도망치고 싶어질 때도 있을 것이다. 항암제 치료는 보통 주기적으로 반복된다. 3~4주를 투여하고 조금 뜸을 들였다가 다시 시작한다. 이것을 몇 차례 반복한다. 이때 환자가 '이대로 계속해야 할지, 중지해야 할지' 내게 상담을 구하러 오는 경우가 종종 있는데, 그럴 때 나는 조금 쉴 것을 제안한다. "주식의 세계에서도 '쉬는 것도 투자다'라고 하지 않습니까?"라고 설명하는 경우도 있다. 물론 그래도 역시 항암제 치료를 계속하는 분도 있으며, 한번 쉬면서 그 사이에 여행을 떠나는 분도 있다. 여행 뒤에 건강한 모습으로 돌아와 다시 치료를 받는 분도 있다.

종양 표지자는 일정한 방향으로 움직이지 않는다는 이야기를 했는데, 암의 기세뿐만 아니라 항암제 치료를 받는 환자 자신의 면역력도 항상 변화한다. 그러므로 몸 상태가 나쁠 때는 과감하게 한번 쉬어도 좋다.

항암제 치료에는 하느냐 하지 않느냐, 계속하느냐 중지하느냐는 선택만 있는 것이 아니다. 일시 중단하고 조금 쉬었다가 다시 생각하는 것도 하나의 방법이라고 생각한다.

한약, 온열 요법이라는 면역 요법

항암제 치료를 계속한다 해도 여러 가지 방법이 있다. '암 휴면 요법'이라는 개념이 있다. 이것은 암을 완전히 죽이지 못하더라도 공존이 가능하다면 그것으로 충분하지 않겠느냐는 발상이다. 항암제를 부작용이 거의 없을 만큼 평소보다 적게 사용한다.

나는 이 암 휴면 요법을 벌써 20년 정도 전부터 실시하고 있다. 수련의 시절에도 실시했다. 효과가 있는지 없는지는 전문가들 사이에서 의견이 분분하다. 솔직히 말해 '효과가 있었다!'고 느낀 환자는 지금까지 없었다. 그러나 '휴면' 요법이므로 극적인 효과는 없더라도 어떤 형태로든 조금이나마 이익이 있다면 그것으로 충분할지 모른다. 적은 용량이라도 항암제 치료를 계속함으로써 '치료하고 있다'는 안도감을 느끼는 환자도 있다. 나로서는 환자가 만족하면 됐다고 생각하며 계속할 때가 있다.

또 항암제와 한약이나 온열 요법 등을 병용하는 분도 있다. '보중익기탕'이나 '십전대보탕' 같은 한약에는 암 환자의 면역력을 높이고 체력을 회복시키는 힘이 있다. 또 부작용으로 손발 저림이 있는 분에게는 '우거신기환'이라는 한약이 효과적이다.

한편 온열 요법은 암 세포가 열에 약하다는 데 착안한 치료법이다. 마이크로파나 전자파 장치로 암 세포와 그 주변을 따뜻하게 덥힌다. 암 세포가 몸의 표면으로부터 가까이 있을수록 효과가 있다고 한다. 몸을 따뜻하게 덥히면 암 세포에 직접 작용할 뿐만 아니라 좋은 점이 여러 가지 있다. 면역력도 높아지고, 기분이 좋아지면 식욕도 난다. 그리고 무엇보다 온열 요법에는 부작용이 없다.

환자 중에는 "항암제는 그다지 효과가 없으니까"라며 항암제 치료를 중지하고 한약이나 온열 요법 등으로 바꾸는 분도 가끔 있다. 이것도 하나의 방법이다. 의학으로 모든 것을 이해할 수 있지는 않다. 병용하는 것도 좋고, 단독으로 해도 좋다. 환자 자신이 수긍하고 만족하는 것이 최선이다.

진실 33

'한다·하지 않는다'보다 중요한 '언제 그만둘 것인가?'

죽기 직전까지 항암제 치료

항암제는 사실 그만둘 때를 결정하는 것이 가장 어렵다. 나는 이런 생각을 자주 한다. 시작하기는 간단하지만, '조금만 더 계속하면 효과가 나타나지 않을까?'라고 생각하면 '괴로워', '더는 효과가 없는 것이 아닐까?'라는 생각이 들어도 좀처럼 그만두지 못한다. 그 중에는 사망한 날 아침까지 항암제 치료를 받으러 병원에 간 환자도 있었다. 가족의 이야기를 들어보니 "의사 선생님이 그만두자고 말

쓱하지 않으셔서……"라는 것이었다. 그래서 이번에는 병원의 의사에게 물어보니 "환자가 찾아오셔서……"라는 대답이 돌아왔다.

말기 암 환자의 집을 방문했더니 "항암제는 소용없다"라는 주장이 적힌 '의료 부정 서적'을 책장에 잔뜩 꽂아놓고 열심히 항암제 치료를 받고 있었던 경우도 있다.

아마도 환자나 가족은 '의사 선생님이 판단해서 그만두자고 하시겠지'라고 생각할 것이다. 그러나 실제로는 '끝까지 암과 싸우는 것이 의사의 책무'라고 생각하거나 '항암제 치료를 그만두는 것은 포기한다는 의미야. 환자에게 뭐라고 설명하지?'라는 생각에서 좀처럼 항암제 치료를 그만두지 못하는 의사가 많다. 나는 치료로 생명력이 완전히 피폐해지기 전에, 포기할 수 있을 때 그만두자고 말해주는 의사가 좋은 의사라고 생각한다. 그러나 그런 의사는 현실적으로 소수파이므로 환자 스스로 말을 꺼내는 수밖에 없다.

말기 암과 공존하면서도 인생을 즐길 수 있다

"항암제 치료를 그만받고 싶습니다"라는 상담을 받을

때가 있다. 특별 노인 요양 시설에서 간호사로 일하던 A 씨(58세)도 어느 날 "이제 지쳤고, 약도 효과가 없습니다"라며 내게 상담을 구하러 왔다. A 씨는 호흡 곤란을 호소하며 병원을 찾아갔다가 폐 암 4기라는 진단을 받았다. 그 뒤 1년 동안 입원과 퇴원을 반복하며 세 차례 항암제 치료를 받았지만 대량의 흉수가 차고 종양 표지자도 계속 상승할 뿐이었다. 그러나 병원의 주치의에게 "항암제 치료를 계속합시다"라는 방침을 듣고서 어떻게 해야 할지 고민하고 있었는데, 나는 "이제 그만둬도 되지 않겠습니까?"라고 대답했다.

다음 날, 다시 나를 찾아온 A 씨는 개운한 표정으로 "지금 치료를 그만받겠다고 말하고 왔습니다. 이제 마음껏 일에 전념할 수 있습니다!"라고 말했다. 그 말대로 A 씨는 항암제 치료를 그만둔 뒤에도 활기차게 일하며 자신보다 오래 살 입소자들을 즐겁게 간호했다. 그러다 헐떡임이 심해져 출퇴근이 어려워지자 8개월 뒤인 3월에 퇴직을 결심했지만, 이후 벚꽃도 구경하고 대형 연휴를 무사히 보냈으며 자녀와 친구들에 둘러싸여 59세 생일을 맞이한 뒤 2주 후에 조용히 눈을 감았다.

사실 나는 A 씨가 내게 처음 상담을 구하러 왔을 때 '앞으로 3개월도 어렵지 않을까……'라고 생각했다. 그러나 A 씨는 내 예상보다 반년 이상 오래 살면서 남은 시간을 충분히 즐기다 눈을 감았다.

딱 알맞은 타이밍에 항암제 치료를 그만뒀기에 그런 시간을 보낼 수 있었다고 생각한다. 만약 항암제 치료를 그만두지 않았다면 더 일찍 세상을 떠나지 않았을까? 나는 말기 암과 공존하면서도 일할 수 있다는 사실, 인생은 즐기는 것이라는 사실을 A 씨에게 배웠다.

사실 나는 항암제를 그다지 좋아하지 않는다. 내가 암에 걸리더라도 사용하지 않을지 모른다. 그러나 결코 항암제를 완전 부정하지는 않으며, 환자 여러분이 효과적으로 사용하기를 바란다. 항암제든 의료든 '이용하느냐·이용하지 않느냐'가 아니라 어떻게 이용하느냐가 중요하다.

5장

오늘부터 할 수 있는 생활 개선

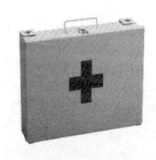

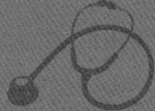

생활 습관병이 있다면 치매나 암에 걸릴 위험이 높다. 고로 당뇨병을 비롯한 생활 습관병의 예방과 치료는 암, 치매의 예방이라는 의미에서 매우 중요하다.
그리고 '기름진' 음식을 좋아하면 당뇨병과 암에 걸릴 확률이 높다.

진실 34

생활 습관병은 노화 현상이 아니다

'성인병'에서 '생활 습관병'으로

옛날에는 생활 습관병을 '성인병'이라고 불렀다. 그러나 성인이 되어서, 나이를 먹어서 걸리는 것이 아니라(물론 한 가지 요인이지만) 식사나 운동 부족, 불규칙한 수면 같은 잘못된 생활 습관이 쌓여서 병에 이르는 것이기에 '생활 습관병'이라는 명칭으로 바뀌었다. 참고로 생활 습관병이라는 말을 최초로 제창한 사람은 세이루카 국제병원의 히노하라 시게아키日野原重明 이사장이다.

성인병이라는 표현이 훨씬 본질에 가깝다고 지적하는 '의료 부정 서적'도 있다. 즉 현재 생활 습관병이라고 부르는 병은 치료를 하면 낫는 병이 아니라 노화 현상이라는 말이다. 병명이 붙고 약을 처방받으면 환자는 안심하지만, '나이 탓'이라고 하면 화를 낸다……. 확실히 그런 측면은 있는지도 모른다.

내가 존경하는 국제 장수 의료 연구 센터 총장인 오시마 신이치大島伸一 선생은 노화를 자동차에 비유하며 설명했다. 젊었을 때는 '새 차'와 같아서 어딘가 상태가 이상할 때 그 부분만 고치면 된다. 그러나 40년씩 탄 차가 '뭔가 이상하다' 싶으면 부품을 바꿔도 제대로 달리지 못하며, 40년을 운전하는 가운데 형성된 균형에 맞춰서 조정을 해야 한다는 것이다.

의료도 마찬가지다. 제1장에서도 말했듯이 의사는 "혈압이 높으니까 약을 처방하겠습니다", "혈당치가 높으니까 약을 드리겠습니다" 등 부품(일부 증상)만을 보고 치료하지 않는다. 전체의 균형을 보면서 더 쾌적하게 달릴 수 있도록 조정(치료)을 생각하는 것이 본래의 의료다. 즉 부품만 바꿔도 문제가 없다고 해서 전체의 조정이 필요 없는 것은 아니다. 좀 더 말하면 전체를 살피면서 그 환자의 이익을 생각해줄 의사를 찾아내 선택하기 바란다.

비만이라면 살을 빼는 것으로 모든 문제가 해결된다

분명히 약에 지나치게 의존하는 의사나 환자가 많은 것이 현실이다. 건강 진단에서 콜레스테롤과 당뇨병 등을 지적받고 "약을 주십시오"라며 병원을 찾아오는 환자는 이루 셀 수 없을 정도다. 그러나 약만 먹는다고 해서 문제가 해결될까?

오사카 대학 병원에서 일하던 시절, 나는 마쓰자와 유지松澤佑次 선생님(현 스미토모 병원 원장)의 지도로 '비만 입원' 환자의 주치의가 된 적이 있다. 체중 100kg 전후인 분이 입원해 다양한 조사와 치료를 받으면서 칼로리 제한 식사와 자전거 운동을 계속하는 프로그램이었다. 1,400kcal부터 시작해 1,000, 800, 600kcal와 같이 단계적으로 낮추는데, 10kg 정도를 빼는 데 성공하자 혈당치와 콜레스테롤 수치, 당뇨병, 혈압도 눈에 띄게 낮아졌다. '다이어트의 효과는 정말 놀랍구나!', '생활 습관병은 생활을 바꾸면 사라지는구나!'라고 감탄했던 기억이 지금도 선명하다.

비만으로 생활 습관병이 생긴 사람은 무엇보다 먼저 살

을 빼야 한다. 살을 빼면 모든 것이 해결된다. 돈을 들일 필요는 없다.

약보다 먼저 식사와 운동이다. 그런데 의사도 환자도 이 기본을 잊고 있다. 즉, 생활 습관병은 단순히 노화만의 문제가 아니다.

진실 35

생활 습관병이 있으면 치매나 암에 걸릴 위험성이 높아진다

당뇨병이 있으면 치매는 3~4배, 췌장 암은 2배

두 명 중 한 명이 암에 걸린다는 이야기는 이미 앞에서 한 바 있다. 또한 두 명 중 한 명이 치매에 걸리는 시대가 온다는 말도 있다. 암과 치매는 생활 습관병이라는 공통 기반이 있으므로, 치매에 걸린 사람이 암에 걸리는 일도 결코 드물지 않다. 특히 당뇨병이 있으면 암과 치매에 걸리기 쉽다. 당뇨병이 있으면 치매에 걸릴 리스크가 3~4배나 높아진다고 한다. 또 암의 리스크도 높아지는데, 특히 췌장 암은 2배 가까이나 된다.

그런데 최근 '의료 부정 서적'을 읽고서 '고혈압도, 당뇨병도, 고지혈증도 치료해서는 안 된다'고 믿는 환자가 있다. 이런 병들의 근원은 '노화'이므로 치료해도 의미가 없다고 진찰실에서 거칠게 주장한다.

그러나 당연한 말이지만, 당뇨병을 비롯한 생활 습관병의 예방과 치료는 암의 예방, 치매의 예방이라는 의미에서 매우 중요하다. 이것은 의료의 기본이다. 부정해서는 안 된다.

당뇨병은 자기도 모르는 사이에 걸려서 진행되는 병이다. 즉 상당히 진행되어도 자각 증상이 거의 없다. 증상이라고 해봐야 목마름과 다음 다뇨多飮多尿 정도다.

최근에 식후 고혈당이 주목을 받고 있다. 독자 여러분은 혈당 검사라고 하면 공복 때 측정하는 것이라고 생각하지 않는가? 예전에는 분명히 그랬다. 아니, 지금도 건강 진단의 경우는 공복 때 채혈을 하는 것으로 정해져 있다. 그러나 공복 때 혈당치는 정상인데 식후 1시간에서 2시간이 지난 뒤 측정하면 깜짝 놀랄 만큼 높아져 300이 넘어가는 사람도 있다. 즉, 공복 때 혈당이 똑같이 100이어도 식후 2시간의 혈당치가 120인 사람이 있는가 하면 300인 사람도 있다. 전자는 정상이지만, 후자는 명백한 당뇨병이다.

공복 때 혈당치는 정상인데 음식을 먹으면 혈당치가 크게 상승하는 상태야말로 당뇨병의 시작이다. 게다가 그 상태에서도 얼마든지 동맥 경화가 일어날 수 있다.

식후의 혈액 검사로 숨은 병을 알 수 있다

식후 혈당을 억제하려면 물론 식사 내용도 중요하지만, 식사 방법도 중요하다. 옛날부터 이야기하듯이 천천히 꼭꼭 씹어서 먹어야 한다. 같은 식사 내용이라도 충분히 씹으며 천천히 먹으면 혈당과 중성 지방의 상승 곡선이 완만해진다. 빨리 먹기는 생활 습관병의 근원이다. 가능하면 30회 이상 씹은 뒤에 삼키기 바란다. 에도 시대에는 최소한 그 정도 씹었다고 한다. 현대인 중에는 후루룩 마시듯이 삼키는 사람도 있는데, 이것도 생활 습관병을 만드는 한 가지 요인이다.

또 식후 검사가 중요한 것은 중성 지방도 마찬가지다. 중성 지방의 기준치는 $150mg/dl$ 이하다. 공복 시의 중성 지방이 100이라도 혈당치와 마찬가지로 식후에 130 정도밖에 오르지 않는 사람이 있는가 하면 1,000을 간단히 돌파하는 사람도 있다.

요컨대 공복 때 상태만을 검사해서는 병을 조기에 발견할 수 없다. 우연히 식후에 채혈을 해서 검사한 결과 혈당치나 중성 지방 수치가 높게 나왔는데도 "식후니까 괜찮아", "평소에는 정상이니까 신경 쓸 것 없어"라며 방치하는 사람이 있다. 그러나 사실은 전혀 괜찮지 않다. 롤러코스터처럼 수치가 심하게 오르내리는 것 자체가 좋은 일이 아니다.

가끔은 식사를 제대로 하고 2시간 뒤에 채혈 검사를 받아볼 것을 권한다. 간단한 일이지만 평소에 놓치고 있었던 정보를 얻을 수도 있다.

진실 **36**

'기름진 음식 선호'는 역시 위험—지방 의존증은 당뇨병과 암을 유발한다

'오키나와 크라이시스'의 원인은 고지방식

오키나와 현은 과거에 장수촌으로 유명했지만 지금은 중간 수준으로 전락했다. 미군이 주둔해 있는 관계로 패스트푸드점이 늘어났기 때문이다. 점포의 수와 소비량에 비례해 대사 증후군이 증가했다. '오키나와 크라이시스'라고 부르는 현상이다. 내 병원이 있는 아마가사키에서도 똑같은 현상이 일어나고 있다. 사실 아마가사키는 오키나와 가고시마 출신자가 매우 많은 곳이다. 참고로 기름진 음식을 좋아하는 기호 자체도 유전된다고 한다.

'기름진 음식'을 섭취하는 것이 장수의 비결이라고 말하는 사람도 있다. 그러나 내 의견은 정반대다. 고지방식이야말로 오키나와 크라이시스의 원인이다. 지방 의존증이 있는 것이 아니냐는 생각조차 한다. 술을 마시지 않으면 초조해지는 알코올 의존증과 마찬가지로 기름진 음식을 참으면 초조해지는 지방 의존증이 존재하는 것이 아닐까 생각한다.

나는 벌써 10년 이상 한 고등학교의 교의校醫를 맡고 있는데, 외국에서 볼 수 있는 비만 체형의 아이가 꽤 많다. 원인은 음식일 것이다. 일본인의 소비 칼로리에서 지방이 차지하는 비율은 최근 60년 사이에 3~4배로 증가했다. 이것이 당뇨병이 급증한 원인이기도 하다. 췌장 암이나 대장 암, 그리고 전립선 암이나 유방 암의 증가 원인도 고지방식이다.

아마가사키에서도 일어나고 있는 오키나와 크라이시스를 어떻게든 바로잡고 싶다는 바람에서 나는 자원해서 그 고등학교의 학생들에게 '식생활 교육' 수업을 지속적으로 실시하고 있다.

최적의 체형은 사람마다 다르다

한편 성인의 경우는 허리 둘레가 남성 85㎝ 이상, 여성 90㎝ 이상이고 여기에 고혈압과 당뇨병, 지질 이상 중 두 가지 이상이 있는 대사 증후군이 문제가 되고 있다. 메타볼릭 건강 검진의 실효성 논란은 제쳐놓고, 대사 증후군이라는 정의는 알기 쉽고 확실하다. 왜 허리 둘레를 사용하는가 하면 내장 지방의 양을 반영하며 간편하기 때문이다. 지방에는 피하 지방과 내장 지방이 있다. 피하 지방은 피부 안쪽에서 소중한 내장을 보호하는 쿠션 역할을 하기 때문에 반드시 나쁜 지방이라고는 말할 수 없다. 한편 내장 지방은 나쁜 지방이라고 말한다. 내장 지방이 증가하면 지방 세포에서 분비되는 악성 호르몬의 영향으로 동맥 경화가 진행되어 뇌 경색과 심근 경색을 일으킬 위험성이 높아지기 때문이다.

흔히 "내장 지방은 '일반 예금'이고 피하 지방은 '정기 예금'이다"라고 말한다. 이것은 운동이나 식사 요법을 실시했을 때 내장 지방부터 감소하기 때문이다. 주말 단식, 간이 단식을 하면 허리 둘레가 조금 줄어든다. 이것은 내장 지방이 감소했다는 뜻이다. 대사 증후군인 사람은 1㎝라도 허리 둘레를 줄일 궁리를 해야 한다. 만약 몸무게를 5%

줄인다면 검사 결과가 놀랄 만큼 개선될 것이다.

  그렇다면 어디까지 살을 빼야 할까? 무조건 마르다고 좋은 것은 아니다. 사람마다 적합한 체형이 있다. 최적의 체형은 그 사람이 지닌 유전자에 따라 결정된다. 마른 집안의 사람은 마른 편이 좋고, 통통한 집안의 사람은 통통한 정도로 충분하다. 어느 쪽이 좋다고 딱 잘라서 말할 수 없다.

  물론 나이에 따라서도 달라진다. 장년기에는 체격 지수 BMI가 22정도일 때 가장 오래 살 수 있다고 한다.

진실 **37**

적당한 음주, 적당한 자극이 장수로 이어진다

약도 되고 독도 되는 알코올

'백약의 으뜸'이라는 말이 있는가 하면 '만병의 근원'이라고도 하는 술. 어느 말이 맞을까? 정답은 '둘 다 맞다'이다. 요컨대 그 사람의 체질과 마시는 양에 따라 약도 될 수 있고 독도 될 수 있다.

최근의 연구에서는 술을 마시면 암 전체, 그리고 간 암과 대장 암, 식도 암의 위험성이 높아진다고 보고되었다. 그러나 적당량의 음주는 심근 경색이나 뇌 경색 등을 예방

한다는 연구도 있다. 영국의 연구에서는 술을 전혀 마시지 않는 사람보다 조금은 마시는 사람이 더 오래 산다는 사실이 밝혀졌다. 다만 음주량이 너무 많아도 안 좋기 때문에 **"너무 많이 마셔도 안 되고 전혀 마시지 않는 것도 좋지 않다. 조금만 마시는 것이 중요하다"**라고 결론을 내렸다.

세상에는 술이 센 사람과 약한 사람이 있다. 일본인의 경우에는 대부분 유전적으로 술에 약한 체질임이 밝혀졌다. 전혀 마시지 못하는 사람도 있다. 그런 사람에게는 술이 독이 될 경우가 많다. 그러나 체질적으로 맞는 사람에게 적당한 음주는 훌륭한 약이 된다. 적당한 양이란 하루에 맥주의 경우 500ml, 청주의 경우 1홉, 소주의 경우 120ml, 포도주는 두 잔 정도다. 기분 좋게 취한 정도에서 멈추는 것이 장수의 비결이다.

적당한 자극이 치매 방지로 이어진다

커피 등의 자극물도 건강에 좋은지 나쁜지 신경이 쓰일 것이다. 그러나 적당한 자극은 장수로 이어진다는 사실이 밝혀졌다. 가령 커피에 들어 있는 카페인은 뇌를 자극해 치매의 예방으로 이어진다. 지나치게 많이 마시면 구역질이

나거나 맥박이 빨리지는 등 폐해가 있지만, 하루 3잔 정도까지라면 오히려 좋은 자극이 된다. 사람은 적당한 자극이 있을 때 정신이 흐려지지 않고 활기차게 살 수 있다. 음식에만 해당되는 이야기가 아니다. 생활 전반에 걸쳐 적당한 자극이 필요하다.

그 밖에 바나나 콩류, 미역 등의 끈기가 있는 음식도 건강을 보조한다고 알려져 있다. 미역이나 다시마를 너무 많이 먹으면 암에 걸린다고 말하는 의사도 있지만, 그런 일은 없다. 물론 미역이나 다시마만 먹는다면 좋을 리가 없다. 그러나 이것은 어떤 식재료든 마찬가지다.

결국 옛사람들이 먹었던 식사가 최고다. 무엇을 먹어야 할지 잘 모르겠다면 주변에 있는 장수자에게 "옛날에 어떤 음식을 드셨습니까?"라고 물어보기 바란다.

일본인에게 맞는 식사와 서양인에게 맞는 식사는 다르다. 서구형 암이나 치매를 비롯해 당뇨병이 늘어난 원인은 식사의 서구화다. 다만 옛 일본인에게는 뇌 출혈과 위 암이 많았다. 전통적인 일본식은 염분이 많은 경향이 있으므로 그 점만 주의하면 될 것이다.

최근에는 건강 보조 식품을 애용하는 사람도 늘고 있다. 그러나 본래 건강 보조 식품의 역할은 말 그대로 '보조'다.

충분히 먹지 못하는 사람이 식사 대신에 보충하기 위한 것이다. 그런데 이미 넘칠 만큼 영양을 섭취하고 있는, 오히려 너무 많이 섭취하고 있는 사람이 건강 보조 식품을 추가로 먹고 있다. 이것은 억만장자가 파트 타이머로 일하는 꼴이다. 일본인은 건강 보조 식품을 만능으로 여기고 있는 것이 아닌가 하는 생각도 들 정도다. 합리적인 식사로 충분히 영양을 섭취하고 있다면 딱히 건강 보조 식품을 먹을 필요는 없다.

진실 **38**

현대인은 '공복'의 시간대가 없다—주말 단식, 간이 단식의 권장

에너지원의 스위치가 전환되는 순간

"지금 위 속에 무엇인가 들어 있습니까?"

이런 질문을 받아도 본인으로서는 알 수 없을지 모르지만, 아마도 무엇인가 들어 있을 것이다. 원래 전날 밤에 먹은 음식은 다음 날 아침에는 위에 남아있지 않게 되어 있다. 그러나 현대인은 완전히 공복 상태가 되기도 전에 또 음식을 먹는다. 아침, 점심, 저녁 등 설령 배가 고프지 않아도 시간이 되면 식사를 할 것이다.

한 번이라도 좋으니 여유가 될 때 시험해보기 바란다. 아침에 일어나서 수분은 섭취해도 좋으니 아침과 점심 모두 먹지 않는다면 어떻게 될까? 당연히 저녁이 되면 강렬한 배고픔을 느낀다. 그래도 꾹 참으면 짜증이 나고 몸이 떨린다. '이러다 죽겠다'라고 생각할지도 모르지만 괜찮다. 죽는 일은 절대 없다. 그리고 밤이 되면 어떻게 될까? 이번에는 떨림이 멈추고 몸이 가벼워지며 머릿속이 조금 개운해질 것이다. 격렬했던 공복감도 어느 사이인가 가벼워진다.

이것은 에너지원의 스위치가 전환되는 순간이다. 그때까지 입으로 먹은 음식을 에너지원으로 이용하다가 내장지방을 에너지원으로 이용하는 모드로 전환한 것이다. 일단 스위치가 전환되면 행복한 세상이 기다린다. 기분도 오히려 조금 들뜬 상태가 되며, 공복일 터임에도 그것을 느끼지 못하게 된다. 그러나 많은 사람은 그때까지 기다리지 못한다.

여러분은 건강 진단 전의 단식을 철저히 지키고 있는가? 가령 전날 밤 19시에 저녁 식사를 했으면 다음날 아침 9시에 진단이 시작될 때까지 아무 것도 먹지 말아야 하는데, 많은 사람이 중간에 무엇인가를 먹고 만다. 이와 같이 현대인은 공복 상태가 되기까지 기다리지 못한다.

주말 단식을 추천

어떤 '의료 부정 서적'에는 "몸무게도 콜레스테롤도 줄일 필요가 없다"라고 적혀 있다. 그러나 현대인은 대부분 어렸을 때부터 넘쳐날 만큼 많은 음식에 둘러싸여 성장했다. 현대 일본에는 공복 상태라는 것을 모르는 사람이 가득하다.

여러분은 건강한 사람이 물만 마셨을 때 얼마나 살 수 있을 것 같은가? 젊은 사람에게 물어보면 "사흘", "1주일" 같은 대답이 돌아온다. "하루"라고 믿는 사람도 많다. 한편 전쟁을 겪은 고령자는 자신의 경험을 통해 "한 달은 버틸 수 있어"라고 대답한다. 정답은 한 달도 아니고 무려 수 개월이다. 1년 이상이라는 의견도 있다.

사람은 물만 있으면 그렇게 쉽게는 죽지 않도록 만들어져 있다. 그러므로 '시간이 됐으니 먹어야지'라며 강박 관념에 사로잡힌 듯이 무엇인가를 의무적으로 먹을 필요는 전혀 없다. 오히려 가끔은 한두 끼를 거르는 것이 중요하다. "세 끼를 꼬박꼬박 먹어야 한다"는 것은 성장기의 어린

이에게 해당되는 이야기다. 위장이 전문인 내가 봐도 주말 단식(주말에 식사를 거르는 것)이나 간이 단식(하루를 음료수만 마시며 참는 것)은 추천할만한 습관이다. 심장을 쉬게 하기는 무리이지만 위를 쉬게 하는 것은 어렵지 않다.

이슬람교에는 '라마단'이라는 의식이 있다. 이슬람 달력으로 아홉 번째 달에 1개월 동안 해가 떴을 때부터 질 때까지 음식을 전혀 먹지 않는다. 해가 떨어지면 식사를 할 수 있으므로 결국 두 끼를 굶는 셈이다. 1개월 동안 한 끼만 먹으라고까지는 말하지 않지만, 때때로 한두 끼를 걸러 위장에 휴식을 주기 바란다. 한 푼도 들이지 않고 건강해질 수 있는 비일상非日常을 체험할 수 있을 것이다.

진실 39

물은 적당량만 마시면 된다

고령자는 '에너지 절약 모드'

흔히 "건강을 위해 물을 많이 마시자"라고 한다. 고령자에게는 "열사병에 걸리기 쉬우니 수분을 많이 섭취하십시오"라고도 말한다.

그렇다면 도대체 물을 얼마나 마셔야 할까? 사실 의학적으로는 아직 논쟁중이다. "물은 최대한 많이 마시는 편이 좋다"라고 말하는 사람도 있고, "최소한으로 충분하다"라고 말하는 사람도 있다. 후자의 대표가 《양생훈養生訓》으로 유명한 가이바라 에키켄貝原益軒(1630~1714)이다. 그는 물을 많이 마시지 않는 편이 더 오래 산다고 썼다.

나는 나이나 건강 상태에 따라 적당량의 물을 마시면 된다고 생각한다. 수분 부족이 원인이 되어 일어나는 병으로는 뇌 경색과 심근 경색이 유명하다. 뇌 경색이나 심근 경색이 일어나는 이유는 혈액이 끈끈한 상태가 되기 때문이다. 또 요로관 결석이나 통풍 발작도 일어나기 쉽고, 진한 소변을 계속 보면 발암 물질과 방광 점막의 접촉이 늘어나 방광 암 발생률도 높아진다. 다만 이런 것은 비교적 젊은 이에게 해당되는 이야기다.

몸 속에 수분이 들어가고 나오는 것을 '수분 출납'이라고 말한다. 젊은 사람은 이 수분 출납이 활발하다. 저금으로 치면 입금과 인출이 잦고 자금도 바닥나기 쉬운 상태다. 이것이 탈수 상태다. 여름의 실내 열사병에는 주의가 필요하다. 한편 고령자의 경우에는 자신이 원하는 분량만큼만 마시면 충분하다. 건강하다면 많이 마셔도 상관없지만, 몸이 약해졌을 때 억지로 마시면 심장에 부담을 준다. 사람의 몸은 참으로 잘 만들어져 있다. '맛있다'라고 느끼는 만큼만 마시는 것이 최선이다. 그 이상 마실 필요는 없다.

나이를 먹음에 따라 몸은 자연스럽게 '에너지 절약 모드'가 되어간다. 영양도 수분도 적은 양으로 생명 활동을 할 수 있게 되어간다. 그리고 에너지 절약 모드인 편이 노화나 병의 원인이 되는 '활성 산소'를 적게 발생시켜 수명을 늘려준다.

소변의 농도를 보고 마시는 물의 양을 조절한다

그렇다면 젊을 때는 물을 많이 마시는 편이 좋을까? 물을 너무 많이 마시면 안 되는 병도 있다. 그 대표적인 병이 심부전과 신장 질환이다. 중증 심부전의 경우에는 수분의 과잉 섭취가 죽음으로 직결된다.

또 한빙에서는 몸 속에 여분의 수분이 쌓인 상태를 '수독水毒'이라고 부른다. 메니에르병(어지럼증, 난청, 귀울림이 반복되는 병)이나 수양성 설사, 편두통, 천식, 습진, 비염 등이 이와 관련이 있다고 이야기되고 있다. 또한 흔히 몸을 따뜻하게 덥히는 편이 좋다고들 말하는데, 체온보다 온도가 낮은 물을 마시면 위를 차갑게 식히고 장의 흡수력을 저하시킨다.

"하루에 물을 2*l*는 마셔야 한다"라는 이야기를 자주 들을 수 있다. 분명히 성인 남성의 경우에는 하루에 약 2*l*의 수분을 잃는다. 그러나 '대사수代謝水(우리 몸의 대사에 필요한 물)'라고 해서 몸 속에서 만들어지는 물이 0.5~0.8*l* 있으므로 이것을 뺀 1.2~1.5*l*만 수분으로 섭취하면 충분하지 않을까?

어쨌든 나이와 건강 상태, 계절에 맞춰 필요한 수분의 량이 달라진다. 나는 "소변의 농도를 가끔 관찰하면서 물을 마시는 양을 스스로 조절하십시오"라고 조언한다. 너무 민감하게 반응할 필요는 없지만, 평소보다 소변이 진하면 수분이 부족하다는 신호이므로 조금 의식하면서 적절히 조절하기 바란다.

진실 **40**

'편하게 죽는 기술' 같은 것은 없다

'아프지 않고 살다 편하게 죽기'보다
'아프지 않고 살다 잠깐 고생하고 죽기'

'의료 부정 서적'에 나오는 내용에 관해 반론하고 싶은 것이 하나 더 있다.

"편하게 죽는 기술을 익힌다"는 것이다.

사람은 누구나 병으로 고생하는 일 없이 살다가 어느 날 갑자기 편하게 눈을 감고 싶어한다. 그러나 그런 행운을 누리는 사람은 100명 중에 고작 5명 정도다.

유감이지만, 애초에 '편하게 죽는 기술' 같은 것은 이 세상에 없다!

잠깐 생각해보기 바란다. 집에서 평범하게 생활하다 갑자기 죽는 사례로 많은 것이 '목욕중'이다. 매년 2만 명이 욕조에 몸을 담근 채로 사망한다. 화장실에서 변기에 앉아 있다가 세상을 떠나는 사람도 매년 1만 명 정도는 될 것이다.

나는 '아프지 않고 살다 잠깐 고생하고 죽기' 정도가 딱 적당하다고 생각한다. 마지막 한 달 정도만 병으로 앓아눕다가 죽는 것이다. 그래서 내가 가장 좋은 죽음이 아니겠느냐고 생각하는 것은 의외일지 모르지만 '치매에 걸린 상태에서 최후에 말기 암으로 세상을 떠나는' 죽음이다.

저 세상으로 가지고 가는 '천수암'

두 명 중 한 명이 암이나 치매에 걸린다고 하는 시대다. 누구나 암 또는 치매에 걸릴 가능성이 있다. 나는 강연회 등에서 "암으로 죽고 싶습니까, 치매로 죽고 싶습니까?"라는 질문을 자주 한다. 그러면 거의 80%가 "암으로 죽는 편이 낫습니다"라고 대답한다. 어디를 가든 치매는 인기가 없다.

사실 나도 50세까지는 암 선호파였다. 그러나 지금은 '치매에 걸린 상태에서 최후에 말기 암으로 죽는다'파로 바뀌었다. 왜 '암이냐, 치매냐?'라는 양자 택일을 강요하느냐고 짜증을 내는 사람도 있을지 모르지만…….

환자 중에는 실제로 치매와 암을 동시에 앓고 있는 사람도 많다. 그런 환자들을 보면 암의 통증을 그다지 느끼지 못하는 듯하다. 물론 사실은 통증을 느끼지만 그것을 잘 표현하지 못하는 부분도 있을지 모른다. 그러나 그 이상으로 통증에 둔감해지는 측면이 크다고 느껴진다. 치매에 대해 부정적인 이미지를 품고 있는 사람이 많은데, 치매에 걸려도 희로애락은 충분히 느낀다. 게다가 치매가 있으면 힘든 항암제 치료를 피할 수 있다. 외래 항암제 치료를 받으려면 몇 시간씩 앉아 있어야 하는데, 치매에 걸린 사람은 그것이 어렵기 때문이다. 게다가 치매가 인기가 없는 이유 중의 하나가 치매에 걸리면 보호와 간호가 필요해서, 혹은 앓아누운 뒤 죽기까지의 시간이 길어서 가족에게 피해를 준다는 것인데, 암에 걸리면 세상을 떠나기까지 그리 오래 걸리지 않는다. 물론 그것이 좋은 일이라는 이야기는 아니지만…….

노환으로 죽었는데 몸 속에 암이 있는 것을 '천수암天壽癌'이라고 한다. 저 세상으로 가지고 가는, 천수를 다할 수 있는 암이라는 뜻이다. 가령 100세를 넘겨서 세상을 떠난 남성을 해부하면 암이 발견되는 경우가 많다. 사인은 노환이지만 암이 있는 것이다.

오래 살다가 치매에 걸리고, 마지막에 말기 암이 더해지면 그야말로 천수암이 된다. '아프지 않고 살다 잠깐 고생하고' 천수를 다할 수 있는 길이 아닐까?

6장

'평온한 삶'을 살다가는 비결

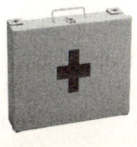

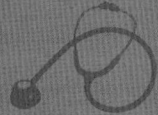

편하게 죽는 기술은 없다. 고로 편하게 죽는 것은 환자 본인과 가족이 미리 준비해야 한다.
죽음은 남의 일이 아니라 바로 우리의 일이다.

진실 41

'여명'은 최후의 순간까지 알 수 없다

여명 1개월이든 1일이든 1분이든 틀릴 때는 틀린다

나는 지금까지 천수백여 명의 마지막 순간을 지켜봤다. 자택에서 임종 간호를 한 환자만 해도 700명이 넘는다. 그런데도 아직 짐작이 안 되는 것이 '여명餘命'이다. 많은 암 환자를 진료한 의사일수록 "모르겠다"라고 말할 것이다. '이제 슬슬 때가 됐구나'라고 생각해 환자의 가족과 친척들을 불러 모은 다음에 "앞으로 1주일 정도 남은 듯합니다. 마음의 준비를 해두십시오"라고 일장 연설을 하고 돌아오는 길에 전화로 "지금 돌아가셨습니다"라는 연락을 받은 적도 있었다. "1주일"이라고 말한 지 불과 30분 뒤에 일어난 일이었다.

얼마 전에 세상을 떠난 말기 암 환자도 마지막으로 입원했을 때 "여명 1년"이라는 말을 들었는데, 2주 뒤에 퇴원했을 때는 "여명 1개월"을 선고받았다고 한다. 결국 자택으로 돌아와 사흘 뒤에 눈을 감았다.

한편 "이제 마음의 준비를……"이라고 전했는데 1~2주를 사는 일도 얼마든지 있다. "내일을 넘기기가 쉽지 않을 겁니다"라고 전했는데 3년을 산 환자도 있다.

그만큼 여명은 알기가 어렵다.

대략적인 기준은 말할 수 있지만 그것이 1개월인지, 일주일인지, 하루인지까지는 솔직히 잘 모른다. 여명 1개월의 시점에서도 틀릴 때가 있고, 여명 1주일도, 사흘도, 1시간도, 1분도 틀릴 때는 틀린다. 요컨대 죽기 1분 전에도 알 수가 없다는 말이다. 단순히 내 능력이 부족한 탓인지도 모르지만.

접시 돌리기를 할 때 접시가 속도가 느려진 뒤에도 의외로 오랫동안 돌듯이, 사람도 그렇게 쉽게는 죽지 않는다. 그러나 죽을 때는 마치 잘 돌던 접시가 툭 떨어지듯이 갑자기 죽는다. 이것이 수많은 환자의 죽음을 지켜보는 가운데 내가 받은 죽음에 대한 인상이다.

"'여명 3개월'은 거짓말"은 거짓말

얼마 전에 모 신문을 읽고 있는데 "걸어서 병원에 갈 수 있는 사람이 '여명 3개월'이라는 것은 있을 수 없다"라는 글자가 눈에 들어왔다. 곤도 씨가 쓴 책의 띠지에 적혀 있는 말이다. '여명 3개월'이라고 해도 진짜 여명 3개월이 아닐 수 있다는 점에서는 나도 동감한다. 그러나 걸어서 병원에 갈 수 있는 사람이 '여명 3개월'인 경우는 얼마든지 있을 수 있다. 아니, 여명 3개월의 암 환자는 전원 자기 발로 걸어서 병원에 다닌다. 실제로는 그 책의 띠지에 적혀 있는 내용과 정반대인 것이다!

지금 말기 암 환자가 자택에서 요양하는 기간은 평균 1.5개월이다. 걸어서 병원에 갈 수 없게 되었을 때 재택 의료로 전환하므로 그전에는 걸어서 병원에 다녔다는 의미다. 죽기 전날, 죽은 당일까지 제 발로 걸었던 사람도 많다.

암이라는 병에 걸린 사람은 여러분이 생각하는 것 이

상으로 죽기 직전까지 기운이 있다. 세상을 떠나기 2~3개월 전까지 기운차게 일한 사람도 있고, 자택에서 요양한 기간이 불과 하루, 이틀 정도인 사람도 많다. 그렇기 때문에 죽기 전날, 혹은 당일까지 항암제 치료를 받는 사람도 있는 것이다.

죽기 직전까지 기운이 있어 보이다가 갑자기 용태가 심각해진다. 그리고 앓아눕다가 세상을 떠나기까지의 기간은 대부분 1주일 정도다. 암은 그런 병이다.

진실 42

'말기'의 정의보다 대화가 중요하다

'말기'는 반드시 있지만 예측하기는 어렵다

여명과 마찬가지로 의사들이 어려워하는 것이 '말기'의 판단이다. 민간 생명 보험 중에 '리빙 니즈 특약'이라는 것이 있다. 의사로부터 '여명 6개월 이내'라는 진단을 받으면 사망 보험금의 일부를 미리 받을 수 있는 보험이다. 요컨대 말기를 '여명 6개월'로 본다는 뜻이다. 그런데 건강 보험에서 '암 말기'는 '여명 3개월 정도'를 가리킨다. 또 실제 재택 요양 기간은 이미 이야기했듯이 평균 1.5개월이다. 요컨대 똑같은 말기라고 해도 그 정의는 저마다 다르다.

또 말기에는 일반적으로 '넓은 의미의 말기'와 '좁은 의미의 말기'가 있다. 전자는 죽음을 앞둔 상태, 즉 여명 3개월 정도를 가리키며, 후자는 앞으로 몇 시간밖에 남지 않은 이른바 임사 상태를 가리킨다.

나는 일본 만성기 의료 협회에서 주최하는 '재택 의료 인정의 강좌'의 강사로서 작년과 올해에 걸쳐 전국의 재택의를 대상으로 재택 의료의 실제와 종말기 의료에 관한 강의를 담당했다. 그런데 이때 의사들에게 매번 받았던 질문이 "종말기로 '기어 변환'을 하는 타이밍"이었다. 치료가 불가능하다는 말은 할 수 있지만, '그렇다면 어느 시점에 적극적인 치료를 중단하고 기어를 변환할까?'라는 판단은 현실적으로 매우 어렵다.

그러나 알 수 없다고 해서 말기가 없다는 말은 아니다. 말기는 반드시 있다. 다만 나중에 되돌아보면 누구나 알 수 있지만 진행 과정에서 사전에 예측하기는 쉬운 일이 아니다.

대화하는 과정이 중요하다

의료 현장에서는 주치의가 "유감이지만 말기입니다"라고 말하면 '말기'가 된다. 그렇다면 어떤 상태를 말기로 판단할까? 내 나름대로 설명하면, 몸무게가 점점 빠지고 하체가 약해지며 먹는 양도 줄어들고 말수도 적어지다 마침내 낮에도 자는 일이 많아진 상태가 종말기라고 생각한다. 그러므로 말기는 좀처럼 수치화·객관화할 수 있는 것이 아니다(각 질병별로 좀 더 자세히 알고 싶은 분에게는《내가 결정하는 존엄사—'불치와 말기'의 구체적 제안》(일본 존엄사 협회 편저)이라는 책이 조금은 힌트가 될지도 모른다).

나는 말기든 여명이든 어려운 이론보다 감성으로 판단한다. 이렇게 말하면 다들 화를 내겠지만, 솔직히 말해 경험과 감이라고나 할까? 재택 진료를 하는 환자가 '이제 슬슬……'이라는 시기에 접어들었다고 느끼면 평소에 간병을 하는 방문 간호사와도 상담한다. 그리고 가족에게 천천히 상황을 설명해 '이제 얼마 안 남았군요'라는 감각을 공유한다. 의료인은 감각으로 판단하기를 꺼려하지만, 나는 감각도 중요하다고 생각한다.

다시 한 번 말한다. 말기의 정의는 어렵지만 말기는 분명히 있다. 나는 우리 의료인이 환자 그리고 환자의 가족과 함께 현재와 미래에 관해 충분히 대화하는 과정이 무엇보다 중요하다고 생각한다.

그렇기 때문에 "기어 변환의 타이밍을 모르겠다"는 질문에 대해서는 항상 "여러분이 피부로 느끼면서 여러 직종의 사람들과 의견을 공유하시기 바랍니다"라고 대답한다.

진실 43

'마지막 순간은 내 집에서'는 자신이 결정할 일

상태가 나쁠수록 자택에서

병원에서 의사가 '말기'로 판단하고 "더 이상은 치료해도 의미가 없습니다"라고 말하면 다음에 갈 곳은 장기 입원할 수 있는 요양형 병원이나 특별 노인 요양 시설 등의 간호 시설이다. 그리고 재택 요양이라는 또 다른 선택지도 있다.

나는 동네 의사로서 많은 환자를 진료한 경험을 통해 재택 요양을 희망하는 사람에게는 자신 있게 재택 요양을 권한다. 병원에서 집으로 돌아오기만 해도 아픔이 줄어들거나 음식을 먹을 수 있게 되거나 우울증이 개선된 사람을 많이 봤기 때문이다. 똑같은 사람이라도 병원에 있으면 '환자'이지만, 집에 돌아온 순간 '아버지(어머니)라는 가족, 생활인'으로 돌아온다. 그 차이는 굉장히 크다. 또 재택 요양을 하던 환자를 떠나보낸 가족은 모두 당연히 커다란 슬픔에 잠기면서도 밝은 표정을 짓는다. "집으로 모시는 게 아니었어"라고 후회하는 가족은 단 한 명도 본 기억이 없다.

마지막은 집에서 여유롭게 보내기를 희망하는 사람은 적지 않다. 다만 한편으로 '정말 집에서 요양해도 괜찮을까?'라고 불안하게 여기는 사람도 적지 않다. 그 중에는 "집에는 상태가 더 좋아진 뒤에 가십시오", "지금은 상태가 매우 안 좋으니까 보내드릴 수 없습니다"라며 병원의 주치의가 제동을 거는 일도 있다. 그러나 환자와 손발이 잘 맞는 단골 의사가 있다면 '상태가 나쁠수록 자택에서'라는 선택지도 있다. 주치의의 허락을 기다리는 사이에 퇴원할 타이밍을 놓쳐 결국 병실에서 마지막 순간을 맞이하는 사례가 적지 않다. '집에서 보내고 싶다'고 결정했다면 과감하게 퇴원하는 용기도 필요하다.

신뢰할 수 있는 주치의와 케어 매니저를 찾자

'최후의 시간을 집에서 보내자'라고 결정했으면 즉시 준비에 들어가기 바란다. 구체적으로는 재택 의료를 해줄 주치의를 찾고 요양 간호 보험을 준비하는 것이다.

먼저, 재택 주치의를 선택할 때는 병원의 지역 의료실에서 상담을 구하면 좋을 것이다. 또 인터넷에서 '재택 요양 지원 진료소' 간판을 내건 의료 기관을 찾는 방법도 있다. 내가 추천하는 방법은 건강할 때부터 감기에 걸리거나 했을 때 근처의 평판이 좋은 병원을 찾아가 진찰을 받는 것이다. 의사와 환자의 관계는 무엇보다 호흡이 중요하므로 실제로 만나본 다음에 결정하는 것이 좋다고 생각한다. 또 가급적 집에서 가까운 편이 안심할 수 있다. 또한 임종 간호 실적이 있는 의료 기관을 찾기 바란다.

다음으로 요양 간호 보험의 준비는 각 지방 관청의 요양 간호 보험과에서 한다. 환자 본인이 가지 않고 다른 사람이 대신 가도 문제없다. 그리고 보험 신청이 끝나면 케어 매니저를 선택한다. 의료의 매니저가 의사라면, 요양 간호의 매니저가 케어 매니저다. 케어 매니저도 집과 가깝고 주치의와 긴밀하게 연계하며 평판이 좋은 사람을 찾기 바란다.

'마지막 시간은 집에서 보낸다니, 어차피 이상론일 뿐

이야'라고 생각하는 사람도 있다. 그러나 700명 이상의 임종을 환자의 자택에서 지켜본 나의 경험으로 미루어볼 때, 재택 요양은 결코 이상론이 아니며 '집에서 보내자'고 결심하고 철저히 준비한다면 설령 혼자 산다고 해도 충분히 가능하다.

먼저 시작하자. 생각은 그 다음에 해도 된다. 일단은 재택 요양이라는 선택지가 있음을 알아두기 바란다.

진실 44

혼자 살아도, 고령자 부부도, 치매 부부도 상관없다

혼자가 최고?

"혼자 살고 있는데 괜찮을까요?"

재택 요양에 관해 상담하다보면 자주 받는 질문 중의 하나다. 결론부터 말하면 전혀 문제없다. 오히려 혼자 사는 편이 가족의 '방해'가 없는 만큼 자신이 원하는 생활을 계속하기 용이하다고 생각한다.

지금까지 나는 친척 한 명 없이 혼자 사는 수많은 말기 암 환자를 마지막 순간까지 자택에서 돌봐왔다. 의외로 생각되겠지만, 내 경험상 재택 요양을 강하게 희망하는 독신자가 가장 원활하게 집에서 요양할 수 있다. 재택 요양을 계속하지 못하게 되는 가장 큰 원인은 사실 가족의 의향이다. 부자이거나 가족 중에 의료인이 있을 경우는 본인이 집에 있고 싶어해도 가족이 시설이나 병원에 들어가기를 원하는 일이 매우 많다. 특히 먼 곳에 사는 장남이 부모의 죽음을 받아들이지 못할 때가 많은 듯하다. "나는 지금까지 변변한 효도 한번 못했으니까 하다못해 마지막 정도는 최고의 의료를 받게 해드리고 싶어"라든가, 만약 아들이 의사라면 "아버지를 내 병원으로 모시고 가겠어"라고 말한다. 평온한 죽음(자연에 맡기는 평온한 죽음)에 관한 책을 보여주기만 했는데 화를 내는 일도 있었다.

정작 본인은 아무런 치료도 받지 않고 자연스럽게 죽음을 맞이하기를 원하는 일이 자주 있다. 그러나 재택 요양은 본인의 의사뿐만 아니라 가족의 동의도 전제 조건이다. 그러므로 가족에게 방해받을 염려가 없는 독신자가 더 자신의 희망을 쉽게 이룰 수 있는 것이다.

마지막 효도

현재, 노인이 노인을 요양하는 '노노老老 요양', 치매에 걸린 사람이 치매에 걸린 사람을 요양하는 '인인認認 요양'이 늘고 있다. 노노 요양은 이제 흔한 풍경이 되었고, 인인 요양도 점차 당연한 일이 되고 있다.

노노 요양이나 인인 요양의 경우도 자녀들로부터 "재택 요양을 해도 정말 괜찮을까요?"라는 질문을 자주 받는다. 나는 양쪽 모두 "괜찮습니다"라고 대답할 때가 많다.

어떤 부부는 우연히 함께 말기 암에 걸려 재택 요양을 했다. 불안도 있었겠지만 "할 수 있는 데까지 해봅시다"라며 최선을 다했다. 두 사람은 조금씩 쇠약해졌고, 놀랍게도 같은 날 세상을 떠났다. 나는 금슬이 좋았던 그 부부에게 하늘이 특별한 선물을 준 것이 아닌가 하는 생각이 들어 묘하게 고개가 끄덕여졌다.

또 치매 부부의 경우는 증상이 가벼운 쪽이 증상이 심한 쪽을 요양한다. 처음에는 할아버지가 할머니를 돌보다가 도중에 처지가 바뀌는 일도 가끔 있다. 그런데 신기하게도 인지 기능에 상당한 장애가 있더라도 동거인을 요양할 수 있을 경우가 종종 있다. 원래 두 사람의 관계가 매우 좋고 상냥한 성격이었기에 가능한 일인지도 모르겠다.

노노 요양이든 인인 요양이든 충분히 재택 요양이 가능하며, 실제로 그런 사례가 앞으로 더 증가할 것이다. 그러나 가족 또는 친척이 부부 중 한 명에게 시설 입소나 입원을 권하는 일이 많다. 본인이 원하지 않는데도 가족이 큰돈을 들여 호화로운 요양 시설에 입소시키는 것이다. 그러나 고령자에게는 익숙하지 않은 호화 시설보다 다소 좁고 불편하더라도 익숙한 자택이 더 살기 편할 경우가 많다. 진짜 효도란 무엇일까? 부모의 의견을 존중하며 방해하지 말고 지켜보는 것이야말로 자녀가 부모에게 할 수 있는 최후의 효도가 아닐까?

진실 **45**

모든 의료는 연명 치료다

응급차를 부르는 의미

종말기가 되면 연명 치료를 거부하고 자연스럽게 조용한 최후를 맞이하고 싶다.

이렇게 바라는 사람이 많지만, 실제로는 좀처럼 평온한 죽음를 맞이할 수 없는 것이 일본 의료의 현실이다. 가령 100세가 되어 서서히 식사를 할 수 없게 되었다고 가정하자. 내장에 특별히 커다란 문제가 없다면 노쇠화일 것이다. 그러나 병원에 입원하면 위에 구멍을 내고 몸 밖에서 영양제를 직접 위에 주입하는 위루 식이법을 종종 실시한다.

또 자택에서 진찰을 하고 "내일을 넘기기가 어려울 것 같습니다"라고 가족에게 알린 말기 암 환자의 경우에도 막상 호흡이 멎으면 방금 도착한 친척이 당황하며 응급차를 불러 소생이나 구명 조치를 취하기도 한다.

병원은 기본적으로 병을 고치는 곳이며, '어떤 상태로 살아있느냐(이른바 생의 존엄성)'보다 '오래 살리는' 쪽을 우선한다. 또 응급차를 부른다는 것은 "소생 조치나 구명 처치도 확실히 부탁합니다!"라는 의미다. 물론 입원을 시키거나 응급차를 부르는 행위가 잘못됐다는 말은 결코 아니다. 다만 그 뒤에 연속해서 일어날 일도 조금은 상상하기 바란다.

재택 요양중이라면 먼저 방문 간호사나 재택의에게 전화를 걸어 상담하자. '마지막 순간은 내 집에서'라고 결정했어도 당황한 누군가가 응급차를 부르는 일이 종종 있다. 결코 당황하지 않는 것도 자택에서 평온한 죽음을 맞이하기 위해 필요한 일이다.

노화 방지도 미용 성형도 연명 치료

애초에 연명 치료란 무엇일까? 영양의 연명(위루 식이법 등), 호흡의 연명(인공 호흡기), 신장 기능의 연명(인공 투석)을 3대 연명 치료라고 부른다. 그러나 곰곰이 생각하면 의료라는 행위는 전부 연명 치료다.

예를 들어 혈압이나 콜레스테롤 수치가 높을 때 약을 먹도록 권하는 이유는 이후에 일어날 수 있는 동맥 경화를 방지해 생명을 연장하기 위해서다. 의사가 돈을 벌기 위해서도 아니고 검사치가 기준을 넘겨서라는 단순한 이유도 아니다. 다양한 측면에서 종합적으로 생각했을 때 '그러는 편이 생명 연장으로 이어진다'라고 판단하기에 치료를 제안하는 것이다.

노화 방지 의학은 말 그대로 생명 연장을 위한 의학이다. 또 나는 미용 성형도 연명 치료라고 생각한다. 아름다워져서 행복 호르몬이 많이 분비되면 그만큼 오래 살 수 있을지도 모른다. 그래서 의사도 미를 추구하는 것이라고 생각한다.

일본인의 평균 수명은 약 80년이다. 잔혹한 이야기지만, 태어난 순간부터 '여명 80년'이라는 죽음의 카운트 다운이 시작된다. 갓 태어난 아기에게도 여명이 있는 셈이다. 인간에게는 누구나 여명이 있다. 그런 당연한 사실을 잊고 있는 사람이 많다는 생각이 든다.

의료는 여명을 연장시키는 행위다. 그렇다면 왜 3대 연명 치료만 따로 이야기하는 것일까? 나는 비단 3대 연명 치료뿐만 아니라 어떤 의료든 그것이 본인이 희망하는 연명 치료냐 아니냐가 중요하다고 생각한다. 의학이 발달하고 보험 제도가 충실해지면서 환자 본인이 원하지 않는 연명 치료까지 당연하다는 듯이 실시하게 되었다.

지금은 개나 고양이에게도 위루관을 삽입하는 시대라고 한다. 뭔가 신기한 시대다.

진실 46

생명의 유언 '리빙 월'

생전의 유언 '리빙 월'

그저 살아있는 시간을 늘리기만 할 뿐인 연명 치료는 받고 싶지 않다.

생명의 질, 이른바 '존엄생'을 지키려면 '리빙 월Living Will'을 표명해놓을 것을 권한다. 죽은 뒤의 바람을 쓰는 것이 유언이라면 살아있는 동안의 바람을 적는 것이 리빙 월이다. 말하자면 생전의 유언, 생명의 유언이다.

살아있더라도 치매에 걸려 자신의 의사 표시를 명확히 할 수 없게 되거나 갑자기 쓰러져 의식이 돌아오지 않을 경우가 있다. 그렇게 되더라도 자신의 존엄성을 지킬 수 있도록 사전에 리빙 윌을 남겨두는 것이 중요하다. 다만 그저 써놓기만 해서는 충분치 못하다. 서면으로 남기고 도장을 찍은 다음에 제3자에게 보관을 맡겨야 한다. 가장 빠른 방법은 일본 존엄사 협회에 입회하는 것이다. 협회는 회원이 서명한 리빙 윌의 원본을 엄중히 보관·관리하며, 의료 기관에서 조회가 들어오면 반드시 회답한다.

그러나 참으로 안타깝지만 그래도 충분하지 못할 때도 있다. 일본 존엄사 협회에서는 사망한 사람의 유족에게 리빙 윌이 활용되었는지 알기 위해 매년 설문 조사를 실시한다. 그런데 2012년도에는 "활용되지 못했다"라고 대답한 사람이 18명이나 있었다. 의사와 견해가 달랐다, 무시당했다, 병원이 멋대로 연명 처치를 했다 등이 그 이유였다.

유언은 법률로 보장이 되므로 '내용을 따라야 한다'라는 법률상의 효력이 있지만 리빙 윌에는 그런 법률상의 효력이 없다. 만약 가족이 "최고의 의료를 받게 하고 싶으니 인공 호흡기도 달아주시오"라고 주장하면 그렇게 할 수밖에 없는 것이다.

'존엄사'와 '평온한 죽음'과 '자연사'

선진국 중에서 리빙 윌이 법률상으로 인정받지 못하는 나라는 일본 정도다. 그래서 8년 전부터 리빙 윌에 유언과 같은 법적 효력을 부여하자는 '리빙 윌 법제화'(존엄사 법제화)가 초당파 의원 연맹을 중심으로 논의되고 있다. 그러나 아직까지 논의가 진전을 보이지 못하고 있는데, 그 이유 중의 하나는 용어에 대한 오해인지도 모른다. 즉, 일본에서 '존엄사'는 '평온한 죽음', '자연사'와 같은 의미다. 한편 외국에서 존엄사Death with Dignity는 '의사가 돕는 죽음Physician-assisted Death을 가리킨다. 이것은 일본에서는 '안락사'다. 이렇듯 용어의 정의 차이가 원인이 되어 존엄사가 오해받고 있다. 그래서 의사도 존엄사와 안락사를 자주 혼동한다. 그렇다면 일본에서 말하는 존엄사(평온한 죽음)를 영어로는 뭐라고 할까? 그런 말은 없다. 지극히 당연한 일이므로 굳이 그것을 의미하는 말이 없는 것이다.

여담이지만, 베네룩스 3국과 스위스, 미국의 워싱턴 주 등에서는 일본에서 말하는 안락사가 법률상 허용되고 있다. 스위스에는 'EXIT'와 'Dignitas'라는 존엄사를 의뢰받는 두 조직이 있다. 전자는 스위스 국민을 위한 조직이며, 후자는 외국인도 받아들인다. 예를 들어 말기 암으로 여명 3

개월을 선고받았다면 EXIT가 운영하는 '임종의 집'에 들어가 그곳에서 이별 파티를 열고 의사로부터 목숨을 끊는 약을 처방받아 죽음을 맞이한다. 이것을 일본에서는 안락사라고 부른다.

내가 주장하는 것은 이런 안락사가 아니라 평온한 죽음, 자연사다. 나는 정부가 환자 본인의 리빙 월을 좀 더 존중해야 한다고 생각한다.

진실 **47**

'평온한 죽음'이란 '기다리는' 것

'평온한 죽음'를 맞이하기 위한 10가지 조건

① 평온한 죽음이 불가능한 현실을 알자.

② 임종 간호 실적이 있는 재택의를 찾자.

③ 용기를 내어 장의사와 대화해보자.

④ 평온한 죽음을 시켜줄 시설을 고르자.

⑤ 리빙 윌을 표명하자.

⑥ 넘어짐→골절→자리에서 못 일어나는 사태를 예방하자.

⑦ 응급차를 부르는 의미를 생각하자.

⑧ 탈수는 친구처럼. 흉수와 복수를 안이하게 빼서는 안 된다.
⑨ 24시간 규칙을 오해하지 말자! 자택에서 사망해도 경찰을 부를 필요는 없다.
⑩ 완화 의료의 혜택을 누리자.

이것은 내가 생각하는 평온한 죽음을 맞이하기 위한 10가지 조건이다. 《'평온한 죽음'의 10가지 조건》(북맨사)라는 책에서 자세히 설명했고 이 책에서도 이미 언급했지만, 조금 보충을 하고 넘어가도록 하겠다.

슬픔의 준비를 미리 해놓는다

'평온한 죽음'는 먼 곳으로 여행을 떠날 본인뿐만 아니라 그 모습을 지켜보는 가족의 마음도 '평온'해야 한다. '평온한 삶'이라고 말하는 편이 이해가 쉬울지도 모르겠다. 90세, 100세와 같이 충분히 천수를 누렸다고 생각되는 죽음이라 해도 가족에게는 '아직 1년은 더 사실 수 있었을 텐데······', '의사가 가래를 제대로 빼내줬다면 1주일은 더 사셨을 거야'와 같은 원망과 안타까움이 남는 것이

인지상정인지 모른다. 정서적으로 일본인은 몇 년이 지나도 부모님을 놓아드리지 못하는 경향이 있다.

평온한 죽음이란 죽는 순간뿐만 아니라 죽기까지의 시간, 그리고 죽은 뒤의 시간도 포함한 일련의 과정을 가리킨다. '평온한 삶'의 끝에 '평온한 죽음'이 있다. 이를 위해서는 환자뿐만 아니라 가족도 죽음을 준비해두는 것이 중요하다. 나는 이제 진짜 며칠 남지 않았다고 판단하면(물론 그 판단이 틀릴 때도 있지만) 반드시 당사자가 없는 곳에 환자의 가족을 모아놓고 돌아가신 뒤의 일을 이야기한다. 환자를 보내드릴 때 어떤 옷을 입힐지, 어느 장의사에게 부탁할지 같은 이야기도 한다. 이야기를 하다보면 가족들은 울기 시작하지만, 사전에 슬픔의 준비를 해두면 막상 이별의 순간을 맞이했을 때 어느 정도는 슬픔이 줄어들어 냉정하게 행동할 수 있다.

또 어떤 이유로 재택 요양을 할 수 없을 경우는 특별 노인 요양 시설이나 유료 노인 시설 등에 들어갈 수도 있을 것이다. 다만 정말 마지막까지 돌봐주는지 촉탁의나 시설 관리자에게 확실히 물어보는 것이 좋다.

최근에 나는 '병원이나 시설에서 평온한 죽음이 불가능한' 가장 큰 이유가 '기다리지 못하기 때문이다'라는 결론에 도달했다. 병원의 의료는 기본적으로 기다리지 못한다. 물론 1분 1초를 다투는 응급 의료라면 기다려서는 안 된다. 그러나 종말기에는 '기다리는 것'이 중요하지 않을까?

기다린다는 것은 곁에서 지켜본다는 의미다. 의사도 가족도 간호사도 지긋이 기다리고, 또 기다리면서 어떻게 해야 할지를 생각한다. 나는 최근 들어 기다리는 일의 중요성을 새삼 느끼고 있다.

진실 48

죽음은 남의 일이 아니라 바로 여러분의 곁에 있다

100년 후 이 세상에 있을까?

일본은 지금 '다사多死 사회'를 맞이하고 있다. 65세 이상의 인구가 14% 이상을 차지하는 '고령 사회', 21% 이상을 차지하는 '초고령 사회'를 이미 통과했다. 현재 매년 120만 명이나 되는 사람이 사망하고 있으며, 2025년에는 연간 160만 명이 사망할 것이라고 한다.

이렇게 '죽음'이 넘쳐나는 시대이기에 더더욱 자신이 어떤 최후를 맞이할지에 관해 모두가 조금 더 현실적인 문제로서 생각해봐야 하지 않을까? 인간은 모두 무의식중에 '나만은 죽지 않아'라고 생각한다. 죽음은 항상 남의 일이다. 그러나 죽지 않는 사람은 없다. 이 책을 읽고 있는 독자 여러분 중에 100년 뒤에도 이 세상에 남아있는 사람은 아마 한 명도 없을 것이다. 그러나 평소에는 그 사실을 망각한다. 아니, 생각하지 않는다. 오늘, 내일 하는 사람에게 "힘드시죠?"라고 말을 걸면 다들 "선생님, 힘들기는 하지만 앞으로 3년에서 5년 정도는 더 살 수 있을 겁니다"라고 대답한다. 자신만은 아직 더 살 수 있다고 생각하는 것이다. 물론 '내일 죽을지도 몰라'라고 지나치게 겁을 내면 오늘을 즐기며 살 수 없으므로 죽음을 지나치게 생각하는 것은 좋지 않다. 그러나 전혀 생각하지 않는 것도 조금은 문제가 아닐까 싶다. 나이를 먹을수록 죽음이 가까워지므로, 고령자라고 불리는 연령대에 접어들면 조금은 죽음에 대해 생각하기 바란다. 준비도 필요할 것이다.

'하다 못해 마지막에는 최고의 의료를'이라는 것도 이상한 이야기다. 오해의 소지를 무릅쓰고 말하면, 최고의 의료는 건강할 때 받아야 한다. 최후는 자연에 맡기는 것이 최선의 의료다.

곱게 죽지 못하는 3대 직업

말기 암에 걸린 한 남성은 자신의 의지로 항암제 치료를 그만둔 뒤에 조용히 죽음을 준비하기 시작했다. 다만 결코 비관적이 되지는 않았다. 치료를 중단해 체력이 돌아온 만큼 기운차게 일했고, 망년회나 벚꽃놀이에도 참석했다. "무덤에 가지고 갈 것도 아닌데"라며 가지고 있는 물건을 전부 지인에게 나누어주고 장례식 준비와 납골당 계약, 공양비 지급까지 마쳤다. 그리고 어느 날 내게 "선생님, 저 앞으로 얼마나 더 살 수 있습니까? 솔직하게 말씀해주십시오"라고 물었다. 그래서 "왜 그게 알고 싶으신가요?"라고 되물으니 "저금했던 돈을 전부 외국의 난민 구호 활동 단체에 기부했거든요"라는 것이었다.

나는 이렇게 완벽하게 죽음을 준비한 사람을 본 적이 없었다.

한편, 평온한 죽음이라는 것을 가장 이해하지 못하는 사람이 의료인이다. 병원에서는 '아무 것도 하지 않는다'라는 것이 기본적으로 있을 수 없는 일이므로, 자연스러운 죽음을 본 적이 없기 때문이다. 가장 곱게 죽지 못하는 직업이 의사, 간호사, 수의사, 목사, 승려라는 것은 재택의 사이에서 유명한 이야기다(웃음). 반대로 평범한 할아버지, 할머

니는 죽음을 이해하고 순순히 받아들인다.

말기에 접어들면 남은 시간을 어떻게 보낼지 곰곰이 생각하고 하루하루를 소중히 살기 바란다. 당연한 말이지만 의료는 의사를 위해서가 아니라 환자를 위해 존재한다. 우리 의사는 환자의 의사를 존중하고 뒷받침하는 역할을 해야 한다. 끝까지 본인이 희망하는 '존엄생'을 살 수 있도록 곁에서 지켜봐줬으면 한다.

후기

의사에게 살해당해서도, 의료 부정 서적에 살해당해서도 안 된다

"책방에 가도 선생님의 책은 없더군요. 온통 암을 방치하라는 책이나 의사에게 살해당하지 말라는 책뿐이었습니다."

얼마 전에 한 외래 환자가 내게 이렇게 가르쳐줬다.

또 "선생님, '그 책들에 적혀 있는 내용은 틀렸다!'라고 반론하는 의사가 없는 이유는 뭔가요?"라는 질문도 받았다. 분명히 이렇게도 환자들을 혼란에 빠트리는 수많은 '의료 부정 서적'이 왜 방치되고 있는지 나로서도 궁금할 따름이다. "암은 내버려둬라", "혈압도 콜레스테롤 수치도 낮출 필요가 없다"라고 단언하는 것은 너무나 무책임하지 않은가? 특히 연령이라는 중대한 요소를 무시한 점도 환자들

의 혼란을 가중시켰다. 어쩌면 '암 방치 요법'을 빙자한 '의료 부정 요법'이라는 새로운 의료비 삭감 정책이라도 나온 것이 아닌가 하는 억측까지 하게 된다.

시답지 않은 농담은 이쯤에서 접도록 하고, 암 센터의 의사 지인에게 "왜 그런 오류투성이의 책에 반론하지 않는 거지?"라고 물어본 적이 있다. 그러자 그 지인은 이렇게 대답했다.

"암 센터는 피라미드 계층 구조여서 아랫사람은 마음대로 반론을 할 수가 없어. 그런데 윗사람들은 바빠서 반론할 틈도 없거니와 반론하는 것 자체가 결과적으로 상대를 홍보해주는 꼴이거든. 그래서 못하는 거야."

또 대학 병원의 교수에게 물어보니 "그런 소리에 일일이 반응할 필요는 없어"라든가 "우리 중에는 반론할 용기가 있는 의사가 없어"라는 대답이 돌아왔다.

암 센터의 의사도, 대학 병원의 교수도 의료 부정 서적에 반론하지 않는다면 아무런 속박도 없는 나 같은 동네 의사가 나서야 하지 않을까? 이런 생각을 하던 차에 후소샤로부터 "의료 부정 서적에 관한 환자의 소박한 의문에 대답하는 책을 집필해주시지 않겠습니까?"라는 제의를 받았다. 우연이라기에는 무서울 만큼 절묘한 타이밍이었다.

이 책에는 어려운 그래프도 논문도 자료도 전혀 등장하지 않는다. 의료 부정 서적을 보면 그래프나 데이터를 교묘히 사용한다. 그래서 그런 그래프와 데이터에 일일이 반론할까 생각도 했지만, 동네 의사는 동네 의사다워야 한다고 마음을 고쳐먹고서 의료 부정 서적에 대한 감상문을 쓴다는 생각으로 책을 집필했다. 책을 쓰다보니 나도 모르게 단순한 반론을 넘어서 평온한 죽음 이야기까지 하게 되었지만, 그 결과 누구나 편하게 읽을 수 있는 책이 되었다고 생각한다.

앞으로 일본의 의료에 TPP 참가나 혼합 진료 해금이라는 커다란 파도가 밀려올 것이다. 혼합 진료란 보험이 적용되는 진료와 적용되지 않는 진료를 병용하는 것이다. 일본에서는 혼합 진료를 원칙적으로 금지하고 있으며, 만약 혼합 진료를 실시할 경우에는 보험이 적용되는 진료도 전액 자비로 부담해야 한다. 이 혼합 진료가 해금되면 보험으로 커버되는 의료가 축소되고 환자가 스스로 선택해야 하는 부분이 점점 늘어날 것이다. 그렇게 되면 기존의 '의사에게 맡기는 의료'로 손해를 보는 쪽은 환자 자신이다. 그러므로 환자도 좀 더 현명해져야 한다. 무작정 의료를 부정하지 말고 '의료의 장점만 골라서 이용'하기 바란다.

의사에게 살해당해도, 의료 부정 서적에 살해당해도 안 된다. 환자여, 좀 더 현명해지자!

마지막으로 편집에 힘써주신 하시구치 사키코橋口佐紀子 씨와 후소샤의 오가와 아야코小川亜矢子 씨에게 진심으로 감사의 인사를 전한다.

2013년 6월 23일 55세를 앞두고
나가오 가즈히로